Docteur M. RAMIREZ

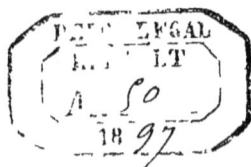

APERÇU CLINIQUE

SUR

LA KÉRATITE

PARENCHYMATEUSE DIFFUSE

— HÉRÉDO-CACHECTIQUE —

CHEZ L'ADULTE

MONTPELLIER
IMPRIMERIE CENTRALE DU MIDI
(HAMELIN FRÈRES)
—
1897

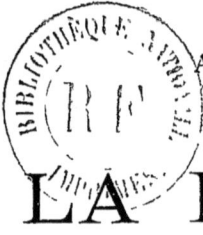

APERÇU CLINIQUE

SUR

LA KÉRATITE

PARENCHYMATEUSE DIFFUSE

— HÉREDO CACHECTIQUE —

CHEZ L'ADULTE

APERÇU CLINIQUE

SUR

LA KÉRATITE

PARENCHYMATEUSE DIFFUSE

— HÉRÉDO-CACHECTIQUE —

CHEZ L'ADULTE

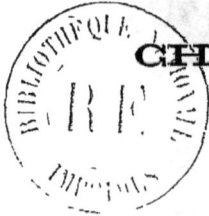

PAR

M. RAMIREZ

Docteur en médecine

Ancien externe des Hôpitaux (Concours 1893-94)

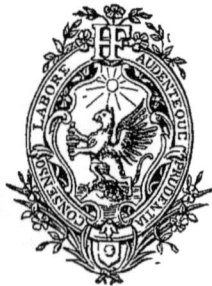

MONTPELLIER

IMPRIMERIE CENTRALE DU MIDI

(HAMELIN FRÈRES)

—

1897

A MES ONCLES

A. LOPEZ

ET

LE DOCTEUR E. LOPEZ

.

M. RAMIREZ

AVANT-PROPOS

———

Arrivé au terme de nos études médicales, nous n'oserions quitter cette Faculté sans remercier publiquement tous nos maîtres. C'est à eux que nous devons l'instruction pratique et théorique que nous possédons.

Mais, parmi eux, il en est à qui nous sommes redevables d'une reconnaissance particulière.

M. le professeur Truc nous a accueilli dans son service avec la plus grande bienveillance. C'est à ses côtés, et en suivant ses excellents conseils, que nous avons acquis nos connaissances actuelles en oculistique. Notre profonde gratitude lui est désormais assurée.

Nos remerciements vont ensuite à M. le professeur Mairet, dans le service de qui nous avons rempli, pendant un an, les fonctions d'interne provisoire.

Et nous ne saurions oublier également M. le professeur agrégé Bosc, qui nous a aidé de ses conseils éclairés dans les recherches que nous avions commencé d'entreprendre sur la kératite parenchymateuse expérimentale.

Que MM. les professeurs agrégés Sarda et Rauzier veuillent

bien accepter nos remerciements pour les marques d'affec-
tueuse bienveillance qu'ils n'ont toujours cessé de nous
témoigner.

En terminant, nous nous faisons un devoir et un plaisir
d'adresser un mot de gratitude aux docteurs Villard, Pansier,
Jalabert et Cazalis, pour les observations intéressantes qu'ils
ont bien voulu nous adresser.

INTRODUCTION

————

Il n'était pas dans notre intention de faire une thèse sur la kératite parenchymateuse diffuse chez l'adulte.

En effet, au mois de novembre 1896, nous avions été engagé par M. le professeur Truc à poursuivre certaines recherches expérimentales sur la kératite parenchymateuse au point de vue anatomo-pathologique et pathogénique, recherches dont nous devions faire le sujet de notre thèse de doctorat. Malheureusement, pour des raisons indépendantes de notre volonté, nous avons dû abandonner cette étude déjà commencée et nous en tenir au travail modeste que nous présentons aujourd'hui.

Le travail actuel a été fait trop rapidement pour présenter une originalité quelconque. Nous avons simplement essayé de faire ressortir les différences qui peuvent exister entre la kératite parenchymateuse diffuse chez l'enfant et celle de l'adulte.

Dans cette intention, nous divisons notre thèse en trois parties : Dans la première, nous donnons un aperçu sur la kératite parenchymateuse en général ; dans la deuxième, nous

étudions la même affection chez l'adulte avec quelques observations à l'appui ; dans la troisième, nous passons en revue
les différentes causes qui peuvent engendrer la kératite parenchymateuse diffuse et la façon dont elles agissent, c'est-à-dire
l'étiologie et la pathogénie.

APERCU CLINIQUE

SUR

LA KÉRATITE

PARENCHYMATEUSE DIFFUSE

— HÉRÉDO-CACHECTIQUE —

CHEZ L'ADULTE

CHAPITRE I

De la kératite parenchymateuse diffuse en général

Dans ce premier chapitre nous nous proposons d'étudier tout ce qui est relatif à la kératite parenchymateuse en général, sauf l'étiologie et la pathogénie qui doivent faire l'objet de notre dernière partie, et sur lesquelles nous nous étendrons un peu plus que sur le reste.

HISTORIQUE.— La kératite parenchymateuse est une des questions les plus discutées de l'oculistique et sur laquelle on n'est pas arrivé à s'entendre complètement, surtout aux points de vue étiologique et pathogénique.

A l'égal de Gandar (1), nous diviserons l'histoire de cette affection en trois périodes :

---

(1) Gandar (P.-E.), thèse de Lyon.

1º La période ante-hutchinsonienne, on commence à la distinguer des autres kératites. Sichel, Wardrop et Velpeau doivent être connus ;

2º Période hutchinsonienne. Hutchinson proclame en 1853 la syphylis héréditaire comme cause unique de la kératite parenchymateuse. Tous les auteurs anglais se rangent à son avis. Il faut citer entre autres : Stanley, Galligo, Watson, Lawrence, Taylor, etc.

3º Période de confusion : Mooren, en 1867 ; Watson, en 1869 ; Daguenet, en 1870, publient des cas qui, d'après eux, ne reconnaîtraient pas pour cause l'hérédité syphilitique. Panas amène une discussion à la Société de chirurgie, discussion restée fameuse et dans laquelle il affirme que l'origine proclamée par Hutchinson pourrait être mise en doute et donne à cette maladie le nom de kératite cachectique diffuse.

Alors paraissent un grand nombre de travaux : les uns font de cette affection, avec Hutchinson, une manifestation syphilitique héréditaire ; d'autres, avec Panas, une maladie cachectique ; un certain nombre l'attribuent à la scrofule ; enfin, certains auteurs, éclectiques ceux-là, font de la kératite parenchymateuse un trouble de nutrition analogue aux arrêts de développement que la syphilis s'approprie souvent, mais pas d'une façon exclusive.

Vers 1877, commencent à paraitre quelques recherches expérimentales faites par Raehlmann d'abord, reprises par du Bourguet en 1883, en 1888 par Haltenhof, et tout dernièrement par Bärri (de Bâle) en 1895, recherches qui ont contribué à éclaircir un peu la pathogénie de l'affection qui nous occupe.

Beaucoup de travaux cliniques attribuent à des causes diverses l'apparition de la kératite parenchymateuse.

Définition. — La kératite, sujet de notre thèse, est une kératite non suppurée. Elle a reçu autant de dénominations que d'auteurs qui l'ont étudiée ; Hutchinson l'appelle kératite hérédo-syphilitique ; Sichel, kératite interlamellaire ; Desmarres, kératite disséminée ; de Wecker, kératite interstitielle diffuse ; Panas, kératite cachectique, etc. Aujourd'hui, elle est appelée indifféremment parenchymateuse ou interstitielle ; cependant, il faut faire une distinction entre la kératite parenchymateuse circonscrite et la kératite parenchymateuse diffuse, qui est celle qui nous occupera exclusivement. Cette dernière est la kératite classique et tant discutée et présentant une évolution cyclique qui varie fort peu. La première est une kératite qui peut se rencontrer dans un grand nombre de cas ; elle ne présente pas le tableau typique de la kératite parenchymateuse diffuse.

Donner une définition de cette affection est chose difficile, car sa nature intime est encore peu connue. Nous ne passerons pas en revue toutes les opinions émises à ce sujet, cela nous entraînerait trop loin. Pour Conhein, Sœmisch et Abadie, dont l'opinion est assez en rapport avec les données actuelles, cette maladie est la résultante d'une irritation permanente appelant au sein du tissu cornéen transparent un flux d'éléments qui ne s'y trouvent d'ordinaire qu'en petit nombre, et cela, dans le but d'un travail de résorption utile à remplir.

D'autres auteurs se sont demandé s'il y avait là un travail inflammatoire ou simplement un trouble de nutrition. Virchow et Kiss admettent parfaitement l'inflammation de la cornée.

Pour Robin, la kératite parenchymateuse n'est qu'un trouble secondaire à l'inflammation des tissus voisins, ce trouble étant caractérisé par une dégénérescence graisseuse des cellules étalées, tissu nutritif de la cornée

De ces opinions principales se dégage cette conclusion que la kératite parenchymateuse diffuse est une infiltration de la cornée telle, que celle-ci est rendue opaque totalement et pendant un temps plus ou moins long.

ANATOMIE PATHOLOGIQUE.— Rappelons très brièvement la structure histologique de la cornée. Cette membrane se compose de cinq couches qui sont, en allant d'avant en arrière :

1° L'épithélium ; 2° la membrane de Bowman ; 3° le tissu propre ; 4° la membrane basale postérieure ou membrane de Descemet ; 5° l'endothélium.

La *couche épithéliale* se compose de trois autres : une superficielle, formée de cellules plates, une moyenne de cellules crênelées à la base, et une dernière profonde comprenant des cellules cylindroïdes.

La *membrane de Bowman* est une membrane homogène, dont l'épaisseur varie de 0^m004 à 1^m.

Le *tissu propre de la cornée* se compose d'un grand nombre de lames, parallèles dans les couches profondes, s'entrecroisant à mesure que l'on s'approche de la surface. Elles sont séparées les unes des autres par des lames qui renferment de petits corpuscules désignés sous le nom de *cellules fixes ;* celles-ci sont plates, étoilées et anastomosées. Outre ces cellules fixes, la cornée contient des cellules migratrices qui possèdent à l'état frais des mouvements amiboïdes.

La *membrane de Descemet* présente un épais tissu de $0^{mm}006$ au centre, et $0^{mm}01$ à la périphérie. Parvenue au limbe cornéen, elle se résout normalement en un système de fibrilles décrit par les auteurs sous le nom impropre de *ligament pectiné* de l'iris.

Enfin, *l'endothélium* est constitué par un simple plan de cellules polygonales, contenant au centre un noyau elliptique, pourvu d'un nucléole arrondi.

La cornée possède en outre des vaisseaux et des nerfs, les premiers n'existent normalement que tout à fait à la périphérie,

et les seconds forment trois plexus: un *plexus fondamental,*
un *plexus sous-basal,* et un plexus : *intra-épithélial.*

Voyons maintenant les lésions de la cornée atteinte de kératite parenchymateuse diffuse.

Virchow publia le premier les altérations pathologiques de
la kératite parenchymateuse spontanée. Il vit surtout les corpuscules de la cornée anormaux : ceux-ci lui paraissent devenir
plus gros et s'avançant des parties normales vers les régions
pathologiques. Au milieu des parties opacifiées les corpuscules
de la cornée sont comme de véritables outres, leur contenu
paraît trouble. Ce dernier signe, Virchow l'attribue à la formation de petits grains en partie de nature graisseuse et rapporte
ceux-ci à un processus dégénératif. Il faut encore citer le
travail de Virchow sur l'inflammation parenchymateuse en
général. Strube avait signalé, et Virchow est de cet avis, que
l'exsudat, accompagnant l'inflammation comme un symptôme
essentiel, non seulement remplit les interstices des éléments
du tissu, mais encore et surtout imprègne et altère les éléments des tissus eux-mêmes. Ce sont donc surtout les
éléments de nature cellulaire qui souffrent dans l'inflammation parenchymateuse, puisqu'ils se laissent gonfler par
l'exsudat et deviennent troubles, granuleux et opaques.

Krue-Kow, donnant les résultats d'une autopsie, s'exprime
ainsi : l'épithélium et la membrane de Bowman étaient nor-
maux. A travers toute l'épaisseur du parenchyme couraient
des vaisseaux de différentes grosseurs, dont la gaine adventice était un peu distante de la paroi du vaisseau. Dans l'es-
pace intermédiaire ainsi limité se trouvent quelques globules
blancs. L'altération principale était dans les corpuscules de
la cornée. Ces derniers, comme leurs noyaux, qui prenaient
mal l'hémoglobine, étaient devenus beaucoup plus gros. Il
semblait que les éléments des corpuscules de la cornée avaient
eu une croissance prodigieuse. Les anastomoses et les pro-

longements que l'on peut mettre habituellement dans les corpuscules étaient peu développés.

Baumgarten et Meyers eurent aussi l'occasion d'examiner des cornées d'hommes atteintes de kératite parenchymateuse. Ils rencontrèrent également des altérations des corpuscules cornéens, de l'œdème du parenchyme et la présence des vaisseaux dans le tissu interstitiel.

Il reste à dire un mot des recherches de Von Hippel. Ces recherches sont surtout intéressantes, parce qu'il s'agit là d'un cas de kératite parenchymateuse tuberculeuse. Sur ses préparations, l'épithélium et la membrane de Bowman sont intacts. Le parenchyme montre dans toutes les couches, surtout dans les plus profondes, des altérations d'intensité variable. Les fibrilles sont fortement relâchées, de sorte qu'il se produit des intervalles notables. Tout particulièrement dans les couches superficielles, le contenu nucléaire est augmenté. Les noyaux eux-mêmes sont de forme irrégulière, leur disposition diffère notamment de la normale. Au milieu du parenchyme, il y a surtout des vaisseaux de lumière étroite, et à gaine adventice grêle, qui serpentent parmi les fibrilles. Plus on s'approche de la membrane de Descemet, plus on voit survenir de nouveau des éléments cellulaires de caractère différent et sans disposition déterminée. Ce sont la plupart du temps des cellules puriformes, polygonales, souvent rondes et petites qui sont entre les fibrilles de la cornée.

Le segment périphérique de la cornée laisse reconnaître dans les couches postérieures des néoformations en forme de nodules. L'angle de la chambre antérieure et le ligament pectiné sont infiltrés de la même manière. Les formations ressemblant à des corpuscules sont composées en partie de cellules rondes, en partie de cellules épithéliales, en partie de cellules géantes. D'après l'avis de l'auteur, il s'agit bien dans cette région de nodules tuberculeux.

La kératite parenchymateuse tuberculeuse observée par Zimmermann montre à peu près les mêmes lésions.

Symptomatologie. — Nous diviserons pour plus de clarté les symptômes de l'affection qui nous occupe en deux groupes : a) symptômes fournis par l'état général ; b) symptômes fournis par l'état oculaire.

a) *Symptômes généraux.* — Tout d'abord, au point de vue du sexe, il résulte des statistiques faites par les auteurs que la maladie atteint un plus grand nombre de femmes que d'hommes : 45 pour 100 hommes et 55 pour 100 femmes à peu près.

L'âge est un facteur important ; la kératite parenchymateuse est d'autant plus rare que le sujet est moins jeune. Le maximum de fréquence se rencontre de six à quinze ans ; à partir de cet âge, le nombre des cas diminue ; à vingt ans elle est tout à fait exceptionnelle. Les auteurs ont depuis longtemps mis en relief un certain nombre de signes présentés par les malades, leur teint spécial ; en effet, ils sont pâles mais d'une pâleur jaunâtre et terreuse rappelant de loin la teinte cachectique. Néanmoins, dans quelques cas, les malades avaient un teint fleuri et normal.

La peau est en général épaisse et flasque. Le dos du nez est large et effondré ; les maxillaires supérieurs sont atrophiés. La lèvre supérieure n'est que très rarement tuméfiée ; à la commissure des lèvres on rencontre souvent des cicatrices radiées.

Aux caractères précités, ajoutons certaines lésions assez fréquentes : la surdité, les cicatrices du pharynx et du voile du palais, les nodosités osseuses, le psoriasis de la face, l'adénite cervicale suppurée, les arthrites, la choroïdite périphérique, parfois aussi des troubles gastriques.

Mais les altérations qui ont le plus attiré l'attention sont

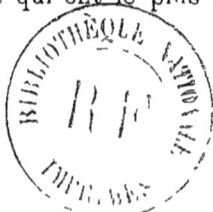

2

celles que l'on rencontre du côté des dents et du maxillaire. En général, la voûte palatine a subi l'influence de l'atrophie du maxillaire supérieur, elle est très étroite, en forme de voûte ogivale, très creuse.

Du côté des dents on observe un certain nombre de caractères que M. Fournier a divisé en quatre catégories : 1° les dents ne présentent aucune modification ; 2° les dents sont atteintes de carie ; 3° les dents présentent des retards ou des troubles dans l'évolution de la première et de la seconde dentition ; 4° les dents présentent des modifications spéciales dans leur structure.— Ces derniers troubles sont les plus importants. Fournier les divise en :

1° Lésions dentaires ;
2° Microdontisme ;
3° Amorphisme dentaire ;
4° Vulnérabilité ;
5° Dent de Hutchinson.

Les *érosions* affectent symétriquement les dents homologues. On dirait que la dent est corrodée par un acide ou usée par une lime. On distingue l'*érosion cupuliforme*, l'*érosion en sillon*, l'*érosion en nappe*.

Le *microdontisme* se caractérise par une réduction de volume de la dent.

L'*amorphisme* est l'état d'une dent qui s'écarte de sa configuration physiologique spéciale pour en prendre une qui s'en éloigne.

Dans la *vulnérabilité*, les dents affectées sont plus que les autres prédisposées à des dégénérescences ultérieures, à l'usure rapide, à la carie facile.

La *dent de Hutchinson* présente une échancrure semilunaire caractéristique, qui se continue avec six caractères inconstants :

1° La dent présente des angles arrondis ;

2°   —   —   un biseau antérieur du bord ;

3°   — est courte ;

4°   — est droite ;

5°   — est en tournevis ;

6°   — est oblique convergente.

b) *Symptômes locaux.* — Peuvent être divisés, au point de vue de l'évolution, en trois périodes ; ce sont :

       1° La période d'infiltration ;

       2° La période de vascularisation ;

       3° La période de résolution.

Première période. — La maladie débute toujours par un seul œil.

Au début de l'affection, un trouble cornéen disséminé sur toute la cornée, mais surtout vers les parties centrales. Quelquefois on observe aussi un changement de coloration de l'iris. Peu à peu ce dernier devient moins visible, l'infiltration le rendant de plus en plus opaque et envahissant peu à peu toute la cornée. Dans cette infiltration se voient des taches blanc-grisâtre, opalines, qui, isolées d'abord, se réunissent et se séparent par des parties plus transparentes de la cornée. A ce moment la cornée perd son poli, devient rugueuse par places, et prend une teinte générale pierre de fusil.

Souvent aussi le mal débute par la périphérie de la cornée pour l'envahir en totalité, ou bien l'infiltration fait son apparition sous forme d'un nuage ou d'un anneau plus saturé sur les bords et siégeant au centre de la membrane.

Au point de vue fonctionnel, le malade éprouve d'abord un obscurcissement de la vue qui augmente peu à peu. Il y a aussi parfois une sensation de picotement, une photophobie légère et un peu de larmoiement.

Dans les régions périkératiques, on observe un peu d'injection de la conjonctive et autour de la cornée un arc violacé : le cercle scléral périkératique.

Deuxième période. — C'est la période de vascularisation, caractérisée par un phénomène de vascularisation cornéenne qui se produit lorsque presque toute la cornée est envahie par le processus d'opacification.

Les vaisseaux s'avancent de la périphérie vers le centre, tellement qu'à un moment donné la cornée devient rouge écarlate.

A ce moment la vue est complètement impossible ; on observe de la chaleur, de la pesanteur, du larmoiement, de la photophobie et parfois du blépharospasme.

L'injection périkératique est intense, le chémosis n'est pas rare, ainsi que le gonflement des paupières.

Troisième période. — Caractérisée par la résorption des opacités cornéennes, qui, dans les cas heureux, disparaissent tout à fait. Plus la vascularisation est intense, plus la résorption est favorisée. Les vaisseaux reculent au fur et à mesure que les opacités centrales disparaissent. Dans les cas les plus favorables, la cornée reste complètement recouverte par l'opacité. Peu à peu, en un temps qui peut varier de quinze jours à plusieurs mois, les phénomènes inflammatoires disparaissent, les opacités se résorbent et la transparence de la cornée revient complète ou à peu près. Les malades conservent généralement de l'astigmie irrégulière.

Pendant cette dernière période, les symptômes fonctionnels s'amendent et la vision revient peu à peu.

MARCHE. — DURÉE. — TERMINAISON. — La kératite parenchymateuse diffuse évolue généralement d'une façon lente. Dans la grande majorité des cas, les deux yeux sont atteints ; mais jamais ils ne sont pris en même temps. Le plus souvent la maladie commence par l'œil gauche, et ce n'est qu'au bout de trois semaines, deux mois, six mois, ou même davantage, que les premiers symptômes se font sentir dans l'autre œil.

C'est généralement le premier œil atteint qui arrive le premier à la résolution.

La durée de la maladie est très variable, suivant les cas. On a vu des kératites parenchymateuses diffuses évoluer dans trois semaines, mais c'est là l'exception. La résolution complète n'arrive, chez presque tous les malades, qu'au bout de quelques mois, cinq ou six mois en général, mais on en voit chez lesquels les phénomènes inflammatoires disparaissent très lentement, un an et demi ou deux n'est pas beaucoup dans ces cas là, et bien heureux encore si la restitution *ad integrum* se fait d'une façon complète.

La terminaison favorable est presque la règle ; cependant, dans certains cas malheureux, la cornée ne revient plus à son état normal et reste complètement opaque. Dans d'autres cas, ce sont des leucomes que cette affection laisse aux personnes atteintes, leucomes qui seront plus ou moins gênants, suivant leur siège, leur étendue, leur épaisseur. Très fréquemment, on peut voir ces malades présenter, après leur guérison, un astigmatisme irrégulier, très difficile à corriger.

COMPLICATIONS OCULAIRES. — La kératite parenchymateuse n'existe jamais seule ; elle s'accompagne toujours d'iritis et souvent d'irido-choroïdite ; aussi certains observateurs affirment-ils que cette affection n'est jamais primitive et qu'elle est produite localement par une inflammation de l'uvée.

Qu'elle soit primitive ou secondaire, le fait est que l'iris se prend toujours et qu'il faut en tenir grand compte, quand bien même l'opacité cornéenne nous empêcherait-elle de voir la façon dont se comporte le diaphragme irien.

La choroïdite n'est pas rare. D'après Galezowski, elle serait un des symptômes de la spécificité syphilitique héréditaire

de la maladie. Elle se présente sous forme de plaques disséminées dans l'ora-serrata, quoique ces dernières puissent
s'étendre à la partie postérieure.

Les troubles du vitré s'observent également. Le strabisme
que l'on rencontre quelquefois après la kératite parenchymateuse est un strabisme purement fonctionnel, dû à une tache
très opaque ou à un astigmatisme très considérable qui fait
que le malade supprime la vision binoculaire.

Dans certains cas très rares, la desquamation épithéliale
fait place à de véritables ulcères torpides superficiels qui met-
tent assez longtemps à se cicatriser. Les staphylomes cornéens
se développent quelquefois à la suite de la kératite interstitielle. Le mécanisme de leur formation paraît facile à expliquer ; la cornée, en s'infiltrant, devient flasque, la moindre
augmentation de tension intra-oculaire la fait bomber et il en
résulte du kératocone ou bien, si cette diminution d'élasticité
ne se produit qu'en un point, un staphylome.

DIAGNOSTIC. — La kératite parenchymateuse diffuse est
généralement assez facile à reconnaître ; les opacités diffuses
de la cornée, la vascularisation profonde, ses complications
uvéennes, sa marche cyclique et lente, et l'état général du
malade, permettent de la distinguer des autres altérations de
la cornée.

Cependant, dans certains cas, le diagnostic différentiel se
pose d'abord avec la kératite circonscrite, surtout au début
de l'affection, avec la kératite vasculaire superficielle, qui, généralement, est une complication de la conjonctivite granu-
leuse et qui joue ici un rôle destructeur de la cornée, tandis
que, dans la kératite parenchymateuse, la vascularisation joue
un rôle important.

On ne la confondra pas avec le glaucome aigu ou subaigu,
qui est une maladie d'un âge avancé et qui, d'ailleurs, ne

s'accompagne pas de l'infiltration cornéenne caractéristique de la kératite interstitielle diffuse.

La kérato-malacie est aussi une maladie des gens âgés et ne présente pas les trois périodes d'évolution de la maladie qui nous occupe.

Le diagnostic d'avec la descemétite se fera à l'aide de l'éclairage oblique.

PRONOSTIC. — Le pronostic doit toujours être réservé, bien que la terminaison favorable soit la règle. Une vascularisation intense à la deuxième période est un signe favorable ; la résolution se fait dans ces cas sans laisser de traces. Mais, étant donné la durée de la maladie, les complications possibles et la persistance des opacités, il est toujours prudent de n'être pas trop optimiste.

TRAITEMENT. — Nombreux sont les moyens dont on s'est servi pour combattre cette affection. Pour les exposer avec ordre, nous nous proposons de les diviser en deux grands groupes : *moyens médicaux* et *moyens chirurgicaux*, le premier groupe pouvant être subdivisé en: moyens s'adressant à *l'état général* et moyens s'adressant à *l'état local*.

a) *Moyens médicaux s'adressant à l'état général*. — La kératite interstitielle diffuse ayant été et étant encore considérée dans la grande majorité des cas comme le produit d'une diathèse, il est tout naturel de penser à la cause intime qui a produit la maladie. Mais, cette cause n'étant pas la même pour tous les auteurs, le traitement variera également.

Hutchinson, qui fut le premier à reconnaître la syphilis héréditaire comme cause unique de la kératite interstitielle diffuse, fut aussi le premier qui pensa à la combattre par les agents spécifiques. Depuis lors, on peut dire que le mercure et l'iodure de potassium constituent la thérapeutique courante de cette maladie.

Les sels mercuriels ont été employés sous toutes les formes à l'intérieur; certains auteurs préfèrent les frictions avec de l'onguent napolitain; d'autres donnent le sirop de Gibert. Il en est de même pour l'iodure, qui est employé par certains, même dans les cas reconnus non syphilitiques et à titre de résolutif.

Mais comme ces malades se trouvent le plus souvent dans un état de déchéance physique considérable, au traitement spécifique on a ajouté le traitement tonique habituel : le quinquina, l'huile de foie de morue, l'arsenic, le fer, la vie au grand air et une alimentation substantielle.

Persuadés que la kératite parenchymateuse, malgré tout ce que l'on peut faire, suit quand même son évolution, certains auteurs se contentent de l'expectation. C'est là une pratique certainement mauvaise. Nous sommes, au contraire, convaincu que par un traitement rationnel on peut arriver à modifier l'état général des malades, surtout dans les cas où la syphilis, qu'elle soit acquise ou héréditaire, se trouve en cause.

A la Clinique de Montpellier, on prescrit les agents antisyphilitiques au moindre soupçon de spécificité ; mais on tient aussi grand compte du traitement reconstituant, qui est d'un grand secours pour combattre le mauvais état général de ces malades.

Les auteurs qui reconnaissent un grand nombre de causes à cette affection varient de même leur traitement. C'est ainsi que la quinine a été employée dans les kératites parenchymateuses attribuées à l'impaludisme, le salicylate de soude et autres agents antirhumatisants dans la diathèse rhumatismale. Quand des organes comme l'estomac, l'utérus ou l'évolution dentaire paraissent être en cause, c'est vers eux que l'on doit diriger le traitement.

b) *Moyens médicaux s'adressant à l'état local.* — Le traitement local a une grande importance, bien dirigé il peut rendre aussi de très grands services.

La chaleur est employée, soit sous forme de tampons chauds (40° environ) que le malade maintient appliqués sur les yeux pendant plusieurs heures de suite et que l'on change dès qu'ils commencent à se refroidir, soit sous forme de douches de vapeurs chaudes avec un pulvérisateur que le malade prend trois ou quatre fois par jour.

La chaleur agit en déterminant une vascularisation plus intense et par conséquent une résolution plus rapide. On ne l'emploiera donc pas, dans les cas où la vascularisation est d'elle-même très abondante, on la réservera pour les malades dont la vascularisation est nulle ou peu intense, ou bien pour hâter la période de résolution.

Le massage est aussi très recommandé. On se sert généralement pour cela d'une pommade à la lanoline mercurielle qui est elle-même de quelque utilité pour la résolution des opacités consécutives.

Les substances trop irritantes doivent être écartées surtout à la deuxième période.

L'atropine est un agent qui est dans ces cas d'une très grande utilité; elle doit être employée pendant toute la durée de l'affection. Elle sert à combattre l'iritis et empêche aussi les adhérences qui pourraient se former au niveau de la pupille.

Un moyen qui a été très en vogue dans ces dernières années et qui est encore fort recommandé par certains auteurs, ce sont les injections sous-conjonctivales de sublimé ou de cyanure de mercure. Ces injections sont très douloureuses.

Certains malades s'en trouvent très incommodés. Elles sont
employées tous les deux ou trois jours, ou plus espacées, suivant la susceptibilité du malade, à la dose de quatre ou cinq
gouttes d'une solution faible de sublimé ou de cyanure 1/1000
généralement) que l'on fait pénétrer sous la conjonctive et au
pourtour de la cornée.

L'efficacité de ces injections est encore discutée ; à Montpellier où on les a employées, elles ne semblent pas avoir hâté la
guérison.

L'électricité a été aussi employée pour combattre la kératite
parenchymateuse diffuse, surtout à la troisième période. En
1891, Brière (1) signala l'heureux effet des courants continus
dans un cas de cette affection. Arcoleo a traité par l'électricité
vingt-deux cas de kératite interstitielle diffuse à divers degrés
d'infiltration Quatorze furent guéris, neuf améliorés seulement, le traitement ayant été interrompu pour diverses causes.

« Nous avons traité par les courants continus, dit M. Pansier, dans son *Traité d'électrothérapie oculaire*, plusieurs cas
de kératite parenchymateuse et nous en avons toujours tiré
une grande amélioration. Il cite deux observations à l'appui ;
en voici une :

» Madame G.... trente-neuf ans, est atteinte à l'œil droit de kératite
interstitielle diffuse avec iritis légère et photophobie.

» L'affection est deja ancienne et a été traitée par différents moyens
sans résultat. — OG normal.

» Nous employons courant continu (2 a 3 M. A.) et atropine. Aprés
vingt séances l'amelioration est peu sensible, seule la photophobie a
diminué. La vision est toujours de 2/30. Nous faisons alors trente
nouvelles séances et constatons une grande amelioration ; la cornée
a repris sa transparence.

(1) Les détails qui vont suivre sont pris dans l'ouvrage d'électrothérapie
oculaire du Dr Pansier (d'Avignon).

» Par contre dans la kératite parenchymateuse survenant chez des sujets en cours de syphilis ou chez des syphilitiques héréditaires les courants continus seuls nous ont donné peu de résultats. »

La lumière gêne beaucoup ces malades à cause des éblouissements consécutifs à la diffusion des rayons lumineux à travers une cornée demi-opaque ; il est bon de leur prescrire des verres fumés ou des bandeaux flottants pour éviter cet inconvénient.

c) *Moyens chirurgicaux.* — Teale le premier, en 1860, publia un cas de guérison de kératite parenchymateuse diffuse après iridectomie. Davidson en publia deux succès un peu plus tard. Depuis, un certain nombre de travaux ont paru sur la question ; citons entre autres les thèses de Pauchon (1), de Peyrot (2), de Laffite (3), celle de Dabadie (4) et celle de Carboué (5) ; un des travaux les plus récents, c'est la thèse de Coppens (6). Il cite plusieurs cas de guérison de Dehenne et de Galezowski. Dehenne opère lorsque la marche vers la résolution se trouve arrêtée, lors même que ce travail inflammatoire n'aurait pas disparu complètement. Galezowski pratique l'iridectonie au début de l'affection. Il prétend que cette opération peut enrayer la marche de l'affection et abréger sa durée. Coppens dit que « cette opération doit être pratiquée au début du mal, dès que la marche naturelle vers la résolution se trouve arrêtée, les autres moyens thérapeutiques devenant impuissants. » Il nous semble pour le moins extraordinaire que l'on puisse savoir au début du mal si les

(1) Pauchon, Thèse de Paris, 1872.
(2) Peyrot, Thèse d'agrég., 1878.
(3) Laffite, Thèse de Paris, 1879.
(4) Dabadie, Thèse de Paris, 1880.
(5) Carboué, Thèse de Paris, 1882.
(6) Coppens (Auguste), Thèse de Paris, 1883.

autres moyens sont impuissants alors qu'on n'a pas eu le temps de les employer. Pour Coppens, l'iridectomie agirait comme traumatisme en provoquant un afflux de sang et la formation de nouveaux vaisseaux. Panas a traité sept cas par l'iridectomie, il n'a obtenu que des insuccès Aussi n'en est-il pas partisan.

La péritomie a été aussi conseillée dans les cas malins.

La paracentèse de la chambre antérieure a été faite dans les cas où il y a une exagération de la tension intra oculaire et danger d'éclatement pour la cornée.

Voici maintenant en résumé quel est le traitement suivi à la Clinique de Montpellier. Si la syphilis est en cause, le traitement spécifique est immédiatement institué. En même temps on y ajoute les reconstituants. Si l'on ne trouve pas de spécificité on soumet le malade à un traitement reconstituant, en lui prescrivant de l'iodure de potassium jusqu'à effet. Si la maladie semble reconnaître comme cause une diathèse ou une maladie autre que la syphilis, on s'adresse à la cause incriminée. Localement la chaleur sous forme de compresses chaudes et de douches, du massage avec de la lanoline mercurielle et de l'atropine. L'électricité dans un cas sans grands résultats.

CHAPITRE II

De la kératite parenchymateuse diffuse chez l'adulte

Dans la deuxième partie de ce travail, nous nous occupe-rons exclusivement de la kératite parenchymateuse diffuse chez l'adulte. — Nous comprenons sous la dénomination d'adulte toutes les personnes qui ne sont déjà plus des enfants. S'il fallait choisir un âge déterminé, nous prendrions celui de dix sept à dix-huit ans. — De même que dans la première par-tie, nous laisserons de côté l'étiologie et la pathogénie. Nous ferons de même pour l'anatomie pathologique que nous avons déjà traitée assez longuement dans le premier chapitre. Nous passerons en revue les autres parties en essayant de mettre en relief les points qui nous paraissent différencier la kéra-tite interstitielle diffuse de l'adulte de celle de l'enfant.

Nous complèterons cette étude comparative dans le dernier chapitre, lorsque nous parlerons de l'étiologie.

A la fin de cette deuxième partie, nous présentons un cer-tain nombre d'observations dont les unes ont été recueillies a la Clinique ophtalmologique de Montpellier, les autres nous ayant été fournies, soit par notre Maître M. le professeur Truc, soit par les docteurs Villard, Pansier, Jalabert et Ca-zalis.

SYMPTOMATOLOGIE. — *Etat général.* — Les différents si-gnes que nous avons rencontrés en parlant de la kératite pa-renchymateuse en général, se retrouvent aussi souvent chez l'adulte, mais moins que chez l'enfant, ce qui, d'ailleurs, n'est pas étonnant, car beaucoup de ces signes se rencontrent fréquemment, non seulement chez des hérédo-syphilitiques, mais chez des enfants simplement lymphatiques, et l'on sait qu'après la vingtième année, beaucoup de ces signes disparaissent. D'ailleurs, l'étiologie nous prouvera que l'affection qni nous occupe peut être provoquée, chez l'adulte surtout, par des causes autres que la syphilis héréditaire. On retrouve même assez souvent, et en particulier, la teinte terreuse ressemblant à la cachexie. La dent de Hutchinson est moins constante, mais on la rencontre aussi quelquefois; les nodosités osseuses et la surdité consécutive à une otorrhée ne sont pas rares.

Etat local. — Localement, cette affection évolue absolument comme chez l'enfant. Elle présente très distinctes les trois périodes d'infiltration, de vascularisation et de résolution. Les nombreuses observations qu'il nous a été donné d'étudier nous ont permis de remarquer que l'affection n'envahit pas fatalement les deux yeux, surtout dans les kératites produites par certaines affections comme la syphilis acquise.

MARCHE. — DURÉE. — TERMINAISON. — Comme chez l'enfant, l'adulte fait de la kératite parenchymateuse diffuse à marche lente; elle est insidieuse et chronique d'emblée La durée est tantôt très courte, tantôt très longue; dans le cas où un seul œil est atteint, la maladie évolue plus rapidement.

Elle se termine généralement d'une façon favorable; dans certains cas, et comme reliquats, on observe, comme dans le jeune âge, des leucomes qui gênent beaucoup la vision; mais il est rare que la cornée perde complètement sa transparence.

La terminaison par astigmatisme irrégulier est de règle.

Sur les complications, il n'y a rien de particulier à signaler; elles sont les mêmes que chez l'enfant.

Diagnostic. — Certaines affections, plus fréquentes dans l'âge adulte que dans l'enfance, pourraient être confondues avec la kératite parenchymateuse diffuse ; mais, comme nous l'avons déjà dit en traitant cette affection au point de vue général, l'évolution cyclique de la maladie, sa longue durée, les antécédents du malade, etc., mettront sur la voie du diagnostic. Des gommes syphilitiques de la cornée pourraient en imposer pour une kératite interstitielle diffuse. Ces cas-là sont rares, Gayet et Demarier en ont cité quelques exemples. L'évolution de ces gommes diffère peu de celle des abcès de la cornée ; il y a des troubles de la vue, du larmoiement, de la photophobie et des douleurs orbitaires. A l'examen, on constate un trouble à siège profond au-dessous de la membrane de Descemet, la surface de la cornée restant brillante et polie comme à l'état normal. Il y a une vascularisation légère qui converge vers l'infiltrat. Avec un peu d'attention, ces gommes seront facilement distinguées de la kératite parenchymateuse.

L'herpès fébrile ou bien le zona ophtalmique peuvent produire une sorte de kératite qu'Emmert a appelée dendritique et qui n'est pas sans analogie avec l'infiltration parenchymateuse diffuse de la cornée ; mais, dans ce cas, l'infiltration n'atteint jamais le même degré d'intensité et son évolution est bien plus rapide.

Traitement. — Le même que pour la kératite parenchymateuse de l'enfant, étudiée dans le chapitre I.

OBSERVATIONS INÉDITES

Observation I

(Clinique ophtalmologique, Prof. TRUC)

Kératite parenchymateuse diffuse ODG. — Cause incertaine. — Durée plus d'un an et demi. — Amélioration notable.

Marie F..., vingt-deux ans, habitant Chelifa (Province de Constantine), entre à l'hôpital, le 15 octobre 1895, parce que depuis plusieurs mois elle souffre beaucoup des yeux ; sa maladie l'empêche d'y voir.

Père mort, il y a dix mois d'une fluxion de poitrine, eut une maladie, il y a douze ans, resta trois mois dans un hôpital ; on ne sait pas quelle a été sa maladie. Mère bien portante, a eu deux ou trois fausses couches. Trois frères qui se portent bien, deux autres sont morts en bas âge. Les grands-parents paternels et maternels sont morts âgés, ayant toujours été bien portants. Pas de maladies oculaires dans la famille.

A eu la fièvre typhoïde à douze ans, des fièvres intermittentes un peu plus tard ; des maux de tête violents pendant longtemps, surtout l'après-midi et le soir. N'a jamais eu d'éruptions sur le corps, pas de maux de gorge. ni à la bouche, ses cheveux ne sont jamais tombés ; pas d'engorgement ganglionnaire.

S'enrhume facilement en hiver ; n'a jamais eu de pertes blanches. Les règles, qu'elle a eues à treize ans, ont toujours été irrégulières. reste parfois deux ou trois mois sans les avoir. Souffre beaucoup aux époques menstruelles, mais perd peu ; la durée des règles est de deux jours environ.

N'avait jamais eu mal aux yeux avant la maladie actuelle.

Son affection oculaire a débuté il y a quatorze mois ; à ce moment-là, elle présenta une douleur au genou gauche, douleur qui dura une quinzaine de jours.

Notre malade est une jeune fille de taille au-dessus de la moyenne, à visage pâle, légèrement rosé, qui rappelle un peu les *facies amabilis* des enfants scrofuleux ; dit avoir maigri beaucoup depuis le commencement de la maladie ; cependant son embonpoint paraît satisfaisant. Se plaint de lassitude, de maux de tête, surtout à partir de trois heures de l'après-midi et la nuit.

Présente un peu de bronchite en ce moment, est un peu essoufflée quand elle monte un escalier.

Pas de dureté d'oreille ; ses dents sont petites, mais régulières, ne présentant pas les caractères de la dent de Hutchinson ; cependant les deux incisives moyennes sont légèrement crénelées ; quelques-unes de ses grosses molaires sont cariées. A un peu d'ozène.

A l'auscultation, léger souffle systolique a la pointe ; du côté du poumon quelques râles disséminés de bronchite.

Localement, présente les conjonctives palpébrales et bulbaires des deux côtés fortement injectées. La cornée est d'un blanc tirant sur le bleu. A l'éclairage oblique, infiltration diffuse considérable des deux cornées ; on y distingue quelques fins vaisseaux. La région cornéenne interne des deux côtés semble moins infiltrée que le reste. L'iris est a peu près normal ; pupilles fortement dilatées par suite des instillations d'atropine.

A l'ophtalmoscope, l'infiltration empêche de voir le fond d'œil. On constate que les cornées sont envahies dans toute leur épaisseur, surtout à la partie centrale.

OD compte les doigts à 0^m50.

OG compte les doigts à 0^m50.

Traitement. — Sirop de Gibert à l'intérieur et reconstituants. Localement, injections sous-conjonctivales de sublimé a 1/1000. Mais la malade éprouve de violentes douleurs qui obligent à les suspendre. Injections de chlorure de sodium a 1/10 et massage avec de la lanoline mercurielle. Beaucoup d'atropine et trois douches de vapeur d'eau par jour.

Sous l'influence de ce traitement, l'amélioration se fait sentir, la cornée de OG s'éclaircit, surtout au centre, celle de OD également.

2 novembre. — L'amélioration est manifeste ; la lanoline mercurielle est continuée ainsi que l'atropine.

24. — L'éclaircissement se fait très lentement Continuation du traitement.

30.— La cornée gauche semble s'éclaircir plus rapidement. Injections de sublimé à la partie inférieure de la conjonctive bulbaire gauche.

La bronchite dont la malade était atteinte a presque disparu.

Pendant les mois de décembre et janvier, l'amélioration continue. On fait des séances d'électricité, qui ne semblent pas hâter la guérison.

30 janvier 1897. — $VOG = \frac{1}{50}$.

$$VOD = \text{un peu plus de } \frac{1}{60}.$$

La malade reste dans le service jusqu'au mois d'avril. Elle part avec ses cornées très éclaircies, quoique pas complètement; mais elle distingue déjà bien les objets et reconnaît facilement les personnes. A été revue à la fin mai. L'amélioration a continué.

Observation II

(Clinique ophtalmologique, Prof. Truc)

Kératite parenchymateuse diffuse ODG. — Durée un an et demi. — Traitement: sirop de Gibert, reconstituants. — Causes probables : surmenage et allaitement.

R..... T., vingt-trois ans, coiffeuse, entre à la clinique pour des troubles oculaires qu'elle présente depuis six mois.

Père a eu un ictère. Mère a eu onze enfants et quelques fausses couches dont on ne peut préciser le nombre. Quelques enfants meurent en bas âge ; deux sont vivants actuellement.

Il y a trois ou quatre ans, a fait une maladie grave, ne peut dire laquelle. N'a jamais eu d'éruptions sur le corps, pas de plaques, pas d'engorgement ganglionnaire, n'a jamais perdu ses cheveux. A deux enfants bien portants, une fausse couche de trois mois.

En avril 1895, cette femme nourrissait un enfant de six mois. Elle eut à ce moment une perte sanguine qui dura un jour. En même temps, elle constate que ses yeux supportent mal la lumière artificielle. Elle sent comme du sable. Après un mois, les phénomènes oculaires se renouvellent. Elle voit un docteur qui lui prescrit un collyre à l'atropine.

Lesdits phénomènes prédominent dans l'œil gauche. Il y a trois mois, la malade vint à Montpellier. A ce moment, une tache lui couvre la cornée et tout autour, nous dit-elle, il y a comme un voile de sang. La vision qualitative est abolie.

Un traitement énergique est institué.

Il y a deux mois, l'œil droit se prend. Un cercle périkératique apparaît; en même temps, une légère tache blanchâtre se présente à la cornée, tache qui s'étend en la troublant.

Vers la fin du mois de janvier, la malade n'a plus que la vision quantitative. A ce moment, OG commence à s'éclaircir; elle commence à voir les objets et les personnes qui l'environnent.

L'examen nous montre que cette dame a des dents petites, irrégulières et de dimensions différentes, quelque peu crénelées et mal implantées.

OG: cornée avec un nuage blanchâtre, vertical, obstruant le champ pupillaire et troublant encore la vision; cercle périkératique léger.

OD : complètement pris; cornée infiltrée dans toute son étendue, cercle périkératique très accentué. Dans le segment inféro-externe de la cornée, une saillie globuleuse, d'un rouge sale, s'est formée. L'œil est douloureux depuis cinq jours; disparition concomitante des menstrues.

Traitement. — Sirop de Gibert; toniques: quinquina, kola et huile de foie de morue.

La malade quitte la clinique trois mois après son entrée, fort améliorée.

Revue six mois après complètement guérie.

Observation III

(Prof. Truc)

Kératite interstitielle diffuse ODG. — Surmenage génital. — Guérison.

X....., vingt-trois ans, employé de commerce à Cette, vient consulter pour un trouble grave de l'œil droit remontant à quinze jours environ.

Sa mère, qui l'accompagne, a eu huit enfants, les quatre premiers en parfait état, les autres plus ou moins défectueux. Le patient compte parmi les derniers. C'est un homme de petite taille, pâle, joufflu, d'allures un peu molles; il a été rarement malade, mais il a marché tard, a présenté des ganglions cervicaux volumineux, des troubles de dentition variés; il aurait même été quelque peu noué.

Pas de syphilis contractée et pas de traces de cette affection. Palais très ogival, dents incisives crénelées en V et W, molaires profondément cariées. Aucun trouble antérieur des yeux ou de la vision.

Marié depuis six mois, il a subi un entraînement génital assez considérable, et peu après son mariage il a eu diverses contrariétés. A constaté certaines fatigues oculaires, mais ne s'y est pas arrêté. Depuis quelques semaines, l'œil droit est devenu sensible à la lumière, rouge par moments et larmoyant; cet état s'est accentué, puis la vue s'est troublée graduellement. Cet œil est rouge, inondé de larmes, très photophobe.

Cercle périkératique, infiltration cornéenne en nappe irrégulière et profonde ; iritis notable avec atrésie pupillaire. Ces phénomènes sont très évidents à l'image droite avec fort grossissement; vision très affaiblie.

L'œil gauche paraît intact, mais est très sensible à la lumière.

Fatigue générale ; un peu d'embarras gastrique.

On prévient le malade de la nature et de la durée de sa maladie en même temps que de son issue favorable, et on conseille le repos génital et oculaire ; quelques laxatifs, des tampons chauds, de l'atropine, du sirop de Gibert et une bonne alimentation.

Pendant plusieurs semaines même état de l'œil droit et infiltration parenchymateuse de la cornée avec iritis légère de l'œil gauche. On prescrit quelques frictions mercurielles en outre du sirop de Gibert.

L'œil droit s'éclaircit, tandis que l'œil gauche reste stationnaire ; après un bon mois de traitement, l'amélioration s'accentue rapidement à droite et commence à gauche; deux mois après, guérison à peu près complète. Il persiste toutefois des leucomes centraux, un léger astigmatisme et un excès de sensibilité à la lumière. Vision égale ensuite à la normale. Etat général excellent.

Le sujet, revu depuis a diverses reprises, va tout à fait bien ; il persiste seulement un léger trouble leucomateux de la cornée qui diminue tant soit peu, la vision n'empêchant pas cependant le travail professionnel.

Observation IV

(Prof. Truc)

Kératite interstitielle ODG. — Surmenage professionnel. — Guérison.

X..., vingt-neuf ans, employé de commerce, à Cette, vient consulter pour une rougeur de l'œil gauche, avec trouble visuel remontant à quelques jours,

Mère bien portante ; père syphilitique. Ni frère, ni sœur. Lui-même a toujours été en bonne santé. Il est grand, assez vigoureux, mais un peu pâle. Pas de troubles marqués extra-oculaires ; aucune trace de rachitisme ; dents normales, palais un peu ogival. Vue antérieure normale. Depuis quelque temps, il a dû travailler beaucoup à son bureau jusqu'à huit et dix heures par jour, faire des courses pénibles, etc. Depuis une semaine, il sent ses yeux fatigués, surtout le gauche ; celui-ci pleure, rougit, craint beaucoup la lumière ; enfin sa vue se trouble graduellement. Cet œil gauche présente, en effet, une rougeur conjonctivale diffuse, avec cercle périkératique, infiltration parenchymateuse, iritis et vision très affaiblie, à peine les doigts sont-ils comptés a un mètre. L'œil droit est un peu gêné, cependant son aspect extérieur est normal.

On conseille le repos, une bonne alimentation, du sirop de Gibert ; atropine.

Dix jours après, l'œil gauche commence déjà à s'éclaircir, tandis que l'œil droit est légèrement injecté avec kératite interstitielle et iritis séreuse.

Dès ce moment, la guérison s'affirme ; l'œil gauche s'éclaircit rapidement, et l'œil droit revient à l'état normal. En un mois, les deux yeux sont à peu près guéris. Il persiste seulement à gauche une légère infiltration leucomateuse.

$$VOD = \frac{3}{0} \quad VOG = \frac{3}{1}$$

Le malade, revu depuis, est resté complètement guéri. Vision normale.

Observation V
(Prof. Truc)

Kératite parenchymateuse ODG grave et tenace. —
Troubles menstruels. — Guérison.

Mlle A. (de C. .), sans profession. Grands-parents bien portants ; grand'mère paternelle avait habituellement les yeux rouges. Père, cultivateur, mort à quarante-cinq ans, avec des abcès au cou et a la main, après une maladie de quinze mois (tuberculose); mère très vigoureuse. Trois fausses couches, a six mois environ, au début de son mariage, puis un garçon et enfin la malade actuelle.

La patiente est grande, mince, délicate, mais sans cicatrices gan-
glionnaires, sans traces de rachitisme ou de syphilis. Les dents sont
serrées, taillées en biseau en dedans avec quelques fêlures assez rares,
encoches ou nodules. Palais ogival. Elle est née à terme, a fait ses
dents et marché dans les délais ordinaires, mais paraissait un peu délicate. A huit ans, ophtalmie (phlycténulaire) durant trois mois, et depuis vue courte ; à treize ans, nouvelle ophtalmie pendant six mois ;
à ce moment, les règles surviennent, mais sont peu abondantes et
retardent généralement.

En février 1897, poussée ophtalmique plus grave que les précé-
dentes et se continuant jusqu'ici. Au début de février, il existait seulement la kérato-conjonctivite phlycténulaire avec infiltration localisée
à certains points de la cornée et iritis. Le précipité jaune, l'atropine,
les compresses chaudes, un traitement iodé et arsenical amenaient de
temps à autre quelque amélioration, mais pas de guérison complète.
En avril, les règles manquent et il se fait une inflammation brusque
et diffuse parenchymateuse de la cornée, cercle perikératique intense
avec congestion épisclérique considérable, infiltration vasculaire con-
centrique et îlots opaques disséminés de la membrane transparente ;
iritis séreuse, photophobie, blépharospasme, céphalalgie, embarras
gastrique et affaissement général. L'œil gauche est plus affecté que
l'œil droit.

Onguent napolitain. iodure, quinquina, arsenic, atropine, douches
chaudes, laxatifs, etc.

L'entourage est prévenu de la durée de la maladie et de l'influence
probablement plus rapide du traitement. Durant les mois d'avril et mai,
malgré tous les soins généraux et locaux, pas d'amélioration oculaire ;
les cornées restent totalement infiltrées, très rouges ; photophobie et
larmoiement intenses ; vision seulement quantitative. Règles insignifian-
tes. A partir de fin juin les troubles oculaires s'atténuent, l'état général s'améliore, la menstruation se fait normalement, la vision revient.
Actuellement, les doigts sont aisément comptés des deux côtés, les
cornées s'éclaircissent, laissant seulement de larges leucomes centraux, diffus ; le cercle périkératique s'efface et les pupilles se dila-
tent par l'atropine. L'état général lui-même est infiniment meilleur.
Nous conseillons quelques gouttes d'atropine de temps à autre, un
peu de massage au précipité jaune, des compresses chaudes, l'hydro-
thérapie tiède et un traitement général tonique. L'amélioration paraît

définitive et la vision semble revenir dans une large mesure, de manière à permettre de se conduire, et, malgré une myopie de 10 à 12 dioptries, de se livrer aux occupations courantes.

Observation VI

(Dʳ Villard)

Kératite interstitielle de l'œil droit. — Durée quatre mois. — Guérison.

Catherine G..., vingt et un ans, sans profession ; jeune fille assez grande, de complexion délicate.

Père mort de pneumonie ; mère encore vivante et en bonne santé, a eu quatre enfants et une seule fausse couche, survenue après trois mois de mariage ; a deux frères bien portants, a perdu une sœur a l'âge de dix-huit ans, de fièvre typhoïde bien caractérisée.

Les antécédents personnels sont un peu chargés ; la patiente a souffert d'une ostéite non tuberculeuse du tibia. Cette affection ayant débuté dans l'enfance, fut soignée à l'hôpital Suburbain, par M. le professeur Dubrueil.

Le 3 mars 1890, M. Dubrueil réséqua toute la diaphyse du tibia mortifié et formant un énorme séquestre. La guérison fut lente, mais a été parfaite. Actuellement, en effet, le tibia droit est complètement reformé, il n'y a pas de raccourcissement et cet os, de nouvelle formation, quoique augmenté de volume et adhérent a la peau de la jambe, permet à la malade des marches, courses, danses, etc., sans aucune gêne ni fatigue.

La maladie actuelle a débuté dans les premiers jours du mois de février 1897. A cette époque, une petite tache s'est formée sur la cornée droite ; cette tache a grandi peu à peu et diminué fortement la vision. Sa production s'est accompagnée d'une légère photophobie, sans douleur, sans larmoiement, sans blépharospasme.

Le 4 mars 1897, la malade présente l'état suivant : l'œil droit, dont elle se plaint, n'est ni douloureux ni larmoyant ; il est un peu rouge, la vascularisation étant limitée autour de la cornée. Celle-ci est profondément altérée. La plus grande partie de cette membrane présente une infiltration grisâtre, siégeant dans son parenchyme, très dense et très serrée dans sa région centrale, plus espacé et revêtant une disposition vaguement radiée vers la périphérie. En bas et en dehors, dans la portion où l'infiltration atteint son maximum de densité, existe une tache très rouge, à peu près ronde et mesurant environ 3 millimètres de diamètre ; cette tache siège dans l'épaisseur même de la cornée ; est formée par un lacis très serré de vaisseaux reliés par quelques fines traînées vasculaires avec le cercle périkératique signalé plus haut.

La pupille est contractile, il ne paraît pas y avoir d'iritis. On ne peut examiner le fond de l'œil. La tension n'est pas exagérée ; la vision est très diminuée (doigts à 0ᵐ15 avec peine). Œil gauche normal, VOG = 1.

Le traitement suivant fut institué : frictions périorbitaires avec l'onguent napolitain ; une cuillerée à soupe à chaque repas de la solution suivante :

Iodure de K.................... 15 grammes.

Proto-iodure de mercure.......... 0 gr. 15

Eau........................... 300 c. c.

Atropine matin et soir ; compresses boriquées très chaudes ; lavages du nez avec la douche de Weber (la malade avait un peu d'ozène) ; gargarisme chloraté ; régime tonique. Lunettes fumées.

Du 8 au 22 mars, le cercle périkératique s'est accru ; la vascularisation de la conjonctive et de la cornée augmente. La vision devient simplement quantitative. La photophobie est très accusée.

31. — Légère amélioration, l'infiltration cornéenne a un peu diminué a la partie supérieure.

7 avril. — L'amélioration s'accentue. L'infiltration grisâtre et la vascularisation de la cornée ont beaucoup diminué ; le cercle périkératique est moins prononcé. La photophobie et le larmoiement sont toujours très accentués.

Par suite de la diminution de l'infiltration cornéenne, on voit très bien la pupille qui est très peu dilatée malgré les instillations bi-quotidiennes d'un collyre à l'atropine. On remplace ce collyre par une pommade à l'atropine.

Jusqu'au 28 avril, même traitement. L'amelioration ne fait que progresser. Il y a toujours un peu de photophobie et de larmoiement.

28 avril. — Amélioration manifeste ; la photophobie est bien moins vive ; l'infiltration de la cornée a beaucoup diminué et permet avec le miroir ophtalmoscopique de voir très vaguement le rouge du fond de l'œil.

$$VO\,D = \frac{5}{50}$$

Même traitement.

Dans les jours suivants. jusqu'au 24 mai, l'amélioration continue toujours, $VOD = \frac{1}{40}$. Plus de rougeur, plus de photophobie.

24 mai. — $VOD = \frac{5}{30}$. On supprime la solution d'iodure et de proto-iodure de mercure, l'huile de foie de morue.

On continue le vin de Kola, les régimes et les lavages du nez. On recommence a faire tous les jours du massage avec de la lanoline mercurielle.

3 juin. — État stationnaire ; même traitement.

24 juin. — Les leucomes sont moins marqués; $VOD = \frac{5}{20}$. Etat général excellent ; on continue le massage.

Tout fait espérer la disparition complète de l'infiltration cornéenne déjà très peu marquée.

Observation VII

(Dr JALABERT, de Narbonne)

Kératite interstitielle chez l'adulte ODG. — Origine obscure: guérison presque complète. — Nouvelle poussée des deux côtés un an après.

C... (Antoine), vingt-trois ans, des environs de Narbonne, vient nous consulter le 5 août pour une affection de l'œil gauche. Antécédents héréditaires, généraux et oculaires peu intéressants.

A eu la rougeole à trois ans, la fièvre typhoïde à quatorze, quelques névralgies dentaires et du lumbago. Les antécédents oculaires sont plus intéressants.

Dans le courant de l'année 1894, il nous a été donné de le soigner a la Clinique ophtalmologique de Montpellier, d'abord pour une kératite interstitielle de l'œil gauche, et six ou sept mois plus tard pour la même affection de l'œil droit.

Des compresses boriquées chaudes, des douches oculaires, des instillations d'atropine, douze à quinze injections sous-conjonctivales de sublimé pratiquées tous les deux ou trois jours, l'iodure de potassium et un peu plus tard du massage de la cornée avec de l'oxyde jaune de mercure avaient permis de rendre aux cornées leur transparence à peu près parfaite, puisque l'acuité de chaque œil était remontée à 5/7.

Il y a trois semaines, son œil gauche est devenu rouge, douloureux spontanément et à la pression ; les douleurs s'irradient même autour de l'œil et le malade souffre de la tête, surtout le soir. Larmoiement et photophobie très pénibles.

5 août 1895. — Œil gauche. — Légère tuméfaction de la paupière supérieure ; rougeur bulbaire particulièrement marquée au dehors, au niveau du diamètre horizontal où elle prend une teinte violacée très nette. Cornée saine, chambre antérieure normale, iris normal, pupille ronde et contractile.

Nous posons le diagnostic d'épisclérite et nous ordonnons des compresses chaudes, des douches, des purgatifs répétés, du sulfate de quinine, pour combattre les douleurs périodiques dont se plaint le malade, du salicylate de soude, et, un peu plus tard, de l'iodure, du massage avec de la vaseline boriquée cocaïnisée.

12 septembre. — Les douleurs se calment, la rougeur diminue à la partie externe, mais la cornée se prend à son tour. Elle devient le siège d'un trouble diffus ; au centre, se montrent de nombreuses opacités punctiformes siégeant dans l'épaisseur du tissu cornéen. Le limbe est assez fortement vascularisé ; les vaisseaux empiètent sur la cornée et se dirigent vers le centre. Nous sommes en présence d'une kératite interstitielle typique.

Aux douches et aux compresses chaudes, nous ajoutons des instillations d'atropine, des injections sous-conjonctivales de sublimé, une potion à l'iodure et du sirop de Gibert.

26 octobre. — 17 injections ont été pratiquées ; la cornée s'est éclaircie, mais il existe encore un trouble notable au centre et en haut. Massage tous les jours avec la pommade au précipité jaune ou à la lanoline hydrargyrique et douches matin et soir.

Au mois de mars 1896, c'est-à-dire après huit mois de traitement, il existe encore au centre quelques petites opacifications

$$VOG = \frac{3}{20}$$

Le malade, qui avait été déjà ajourné deux fois et avait obtenu successivement deux sursis de trois mois et de deux mois, rentre au régiment, et, après un séjour d'un mois à l'hôpital, est renvoyé dans ses foyers.

Nous le revoyons à la fin du mois de mai ; son état est à peu près le même. Nous lui conseillons de nouveau les douches et le massage de la cornée.

Nous l'avions perdu de vue depuis quatre mois, lorsqu'en septembre il se présente de nouveau à notre consultation. La cornée gauche n'est pas encore complètement éclaircie :

$$VOG = \frac{3}{15}$$

Depuis huit à dix jours, son œil droit est devenu rouge, larmoyant ; la vue a considérablement diminué, la photophobie est excessive.

Œil droit. — Hyperémie ciliaire vive ; la cornée a perdu son brillant, elle est dépolie, terne, et représente un trouble diffus de ses 2/3 supérieurs. Vaisseaux nombreux et fins se dirigeant, de haut en bas, vers le centre de la cornée ; pupille paresseuse. Au bout de sept à huit jours, le trouble cornéen est total et la vision simplement quantitative.

Nous instituons le même traitement que pour l'œil gauche : compresses chaudes, douches, atropine, injections sous-conjonctivales de sublimé, et, plus tard, du massage de la cornée avec la lanoline mercurielle et la pommade au précipité jaune.

Le processus suit la même marche ; les vaisseaux disparaissent progressivement, la cornée s'éclaircit ; mais il reste au centre de petites opacités grisâtres, peu étendues, mais profondes.

Le malade, que nous avons revu hier, commence a travailler. La guérison n'est pourtant pas complète. Il existe encore, des deux côtés, de petits points grisâtres situés au centre de la cornée, surtout visibles a l'éclairage oblique et plus marqués à gauche qu'à droite :

$$VOD = \frac{3}{10} \qquad VOG = \frac{3}{15}$$

Observation VIII

(Dr JALABERT, de Narbonne)

Kératite interstitielle chez l'adulte OG. — Durée trois mois environ ; d'origine probablement grippale.

Louis L..., quarante-trois ans, propriétaire à Argelliers (Aude), se présente, le 6 juillet 1896, pour une affection de l'œil gauche.

Rien à noter du côté des antécédents héréditaires généraux ou oculaires. Lui-même, de taille moyenne, robuste et bien constitué, n'a jamais fait de maladie sérieuse. En dehors de la rougeole à l'âge de deux ou trois ans, d'une bronchite il y a douze ans et de l'influenza il y a deux mois, rien de particulier a signaler. Pas de syphilis, pas de rhumatisme, pas de goutte, pas d'impaludisme. Marié depuis vingt ans, il n'a eu qu'une fille actuellement âgée de dix-huit ans et fort bien portante.

La vue a toujours été excellente et jusqu'ici il n'avait jamais souffert des yeux. Il y a douze jours, sans cause connue, l'œil gauche devient rouge et, en même temps, surviennent de la photophobie, une sensation de gravier, du larmoiement léger et des douleurs périorbitaires, la vue est trouble, nuageuse.

6 juillet 1896.— Œil gauche.— Injection ciliaire, cornée transparente dans le tiers supérieur, terne, grisâtre, dépolie et comme chagrinée dans le reste de son étendue. On y voit en outre, au nombre de sept a huit, des opacités denses et profondes siégeant particulièrement au centre et au bas.

Peu ou pas de vaisseaux sur la cornée. La chambre antérieure paraît normale ; iris légèrement décoloré ; pupille petite et paresseuse ; tension normale. VOG compte difficilement les doigts à 0 m. 20 ; Œil droit normal, VOD $= 5/5$.

Nous ordonnons des compresses chaudes, des instillations d'un collyre à la cocaïne et à l'atropine, douches oculaires chaudes, frictions hydrargyriques belladonées autour de l'orbite, iodure de potassium, purgatif.

18.— Le trouble a envahi la cornée tout entière, pupille moyennement dilatée, les vaisseaux sont peu nombreux, VOG $= 7$.

9 août.— La vascularisation de la cornée est toujours discrete et reste limitée a la périphérie. La cornée commence à s'éclaircir à la partie inférieure. Nous pratiquons a dix jours d'intervalle deux injections massives de sublimé a 1/1000 (une demi-seringue de Pravaz chaque fois). Après chaque piqûre, la douleur est très vive pendant une demi-heure et le chémosis notable. Les douches, les compresses chaudes, les instillations d'atropine sont toujours continuées.

5 septembre.— Tout le pourtour de la cornée s'est éclairci de façon à permettre de voir nettement la pupille qui est dilatée. L'infiltration centrale est moins épaisse. Pour hâter sa resorption, nous conseillons le massage de la cornée, le matin, avec une pommade a la

cocaïne et à l'oxyde de zinc, et, le soir, tantôt avec la lanoline hydrargyrique ou une pommade au précipité jaune. Le malade continue a prendre une douche oculaire le matin, à midi et le soir.

La cornée s'éclaircit peu à peu et le malade que nous avons eu l'occasion de revoir, il y a un mois et demi, ne présente plus actuellement qu'un très leger trouble au centre de la cornée. VOD $= 5/7$.

Observation IX

(Dr Pansier, d'Avignon)

Kératite parenchymateuse, d'origine obscure

L... (Alfred), vingt et un ans.

Les antecédents ne présentent rien de particulier a signaler.

Vient nous voir en mars 1896, avec une kératite parenchymateuse de l'œil gauche.

Nous employons comme traitement l'électricité, l'atropine et trois injections sous-conjonctivales de cyanure de mercure. L'amélioration fut rapide et, en cinq semaines, la vision était redevenue normale.

En janvier 1897, le malade vient nous retrouver avec une nouvelle poussee du même côté. Nous prescrivons du sirop de Gibert, de l'atropine et de l'électricité.

La guérison a été plus longue, et a exigé deux mois de traitement. Actuellement, la guérison est complète, $V = 1$.

Observation X

(Dr Pansier, d'Avignon)

Kératite parenchymateuse double, d'origine obscure

Mlle P..., dix-neuf ans. Rien de particulier à signaler comme antécédents héréditaires, ni comme état général. Se présente à nous, le 15 janvier 1896, avec une kératite parenchymateuse de l'œil droit ; $V = 7$.

Nous la traitons par l'atropine et par l'électricité ; en quinze jours, amélioration notable, $V = \frac{1}{50}$

Mais l'œil gauche se prend à son tour rapidement. Nous ordonnons le sirop de Gibert et trois injections sous-conjonctivales de cyanure d'hydrargyse.

$$\text{Fin juillet, VOD} = \frac{1}{3} ; \quad \text{VOG} = \frac{1}{3}$$

En octobre, la malade n'avait pas encore ses cornées complètement éclaircies.

Observation XI

(Dr Cazalis, de Béziers)

Kératite parenchymateuse diffuse ODG, d'origine syphilitique héréditaire

Mlle X..., seize ans.

Père syphilitique, mort de tumeur cérébrale ; mère a eu un avortement et deux enfants morts-nés.

La malade a eu une coxalgie ; elle présente, en outre, tous les attributs de la scrofule.

A l'examen oculaire, nous constatons une kératite parenchymateuse double typique. Nous ordonnons le traitement spécifique, des reconstituants et le traitement local ordinaire.

La maladie a évolué sans graves complications ; l'éclaircissement cornéen n'est pas encore complet.

Observation XII

(Dr Cazalis, de Béziers)

Kératite parenchymateuse diffuse, d'origine spécifique héréditaire

Mlle X..., quinze ans.

Antécédents spécifiques chez le père, comme chez la mère, paralytique générale, ayant eu plusieurs avortements successifs.

La malade est franchement scrofuleuse. Présente une kératite parenchymateuse diffuse double très nette.

Traitement antisyphilitique énergique et traitement local par les injections sous-conjonctivales de sublimé.

Point de complications ; la malade est en voie de guérison.

CHAPITRE III

Étiologie et pathogénie de la kératite parenchymateuse diffuse.

L'étiologie de la kératite parenchymateuse diffuse est une des questions qui ont été le plus discutées en oculistique. On remplirait des volumes, si l'on voulait rapporter tout ce qui a été écrit sur les causes de cette affection. Tous les auteurs qui se sont occupés des maladies oculaires ou de syphilis ont donné leur avis. Notre index bibliographique montre déjà l'immense quantité de publications faites sur ce sujet.

Nous n'avons nullement la prétention de donner le dernier mot sur la question ; nous voulons seulement réunir les différentes causes qui en ont été invoquées, en insistant sur celles qui nous paraissent les plus fréquentes.

De l'étude des nombreuses observations qu'il nous a été donné de compulser, de celles qui nous ont été fournies et de celles que nous avons rencontrées dans les registres de la Clinique ophtalmologique de Montpellier, se dégage ce fait que la kératite parenchymateuse peut être produite par les causes les plus diverses, du moins comme causes occasionnelles, car chez presque tous ces malades on trouve un état général défectueux.

Le tableau ci-joint en donnera une idée rapide :

Étiologie de la kératite parenchyma- teuse diffuse.	MALADIES INFECTIEUSES	Syphilis héréditaire. Syphilis acquise. Impaludisme. Tuberculose. Influenza.
	MALADIES DYSCRASIQUES	Scrofule. Goutte. Rhumatisme. Diabète. Rachitisme.
		Troubles des organes génitaux. Certaines dermatoses chroniques La dentition. Le traumatisme.

Nous nous proposons de passer en revue ces différentes causes, après quoi nous étudierons la façon dont elles peuvent agir pour provoquer l'infiltration cornéenne, c'est-à-dire la Pathogénie.

Prenons d'abord le *Syphilis héréditaire*. Velpeau, le premier, en 1840, supposa que la kératite parenchymateuse diffuse pouvait reconnaître comme cause la syphilis ; mais c'est à Hutchinson que revient l'honneur d'avoir étudié la question d'une façon toute spéciale et d'avoir montré les rapports de l'hérédité syphilitique avec la maladie qui nous occupe.

Cet auteur proclama, en effet, en 1853, la diathèse spécifique comme la cause seule et unique de la kératite interstitielle diffuse. Il étudia un certain nombre de signes qui se rencontrent chez les enfants hérédo-syphilitiques et parmi lesquels trois, plus constants que les autres, constituent ce qu'on a appelé la triade de Hutchinson : les malformations dentaires, la dureté d'oreille et la kératite parenchymateuse. A côté de ces stigmates s'en trouvent beaucoup d'autres mis en lumière soit par lui, soit par ses partisans et dont nous avons déjà parlé à propos de la symptomatologie. Nous les rappellerons brièvement : ce sont les nodosités osseuses, le psoriasis de la face, l'adénite cervicale suppurée, les arthrites, les cicatrices du pharynx et du voile du palais, parfois aussi des troubles gastriques.

Hutchinson, dans son premier mémoire sur la question, après avoir étudié un grand nombre de cas, arrive à des conclusions décisives dont voici les principales (1) :

1° Étant donné que cette ophtalmie se présente avec des caractères bien tranchés, il est probable, à *priori*, qu'elle est déterminée par une cause unique.

2° Les sujets affectés ont presque invariablement une physionomie particulière et se ressemblent tous.

4° Dans la plupart des cas les particularités auxquelles nous faisons allusion ne ressemblent en rien à celles que l'on rencontre dans la scrofule. Au contraire, les sujets strumeux ou tuberculeux ont habituellement une belle coloration et de grandes dents blanches.

8° La kératite parenchymateuse diffuse se rencontre dans toutes les classes de la société, chez les gens qui se nourrissent bien et chez ceux qui se nourrissent mal, chez ceux qui vivent dans les habitations les plus saines (bords de la mer), et chez ceux qui habitent dans les quartiers populeux.

10° J'ai quelquefois obtenu l'aveu d'accidents spécifiques infantiles survenus chez les frères et sœurs des malades.

De 1857 à 1859, Hutchinson publie douze nouvelles observations, d'après lesquelles il émet les mêmes conclusions.

Donc, les affirmations de cet auteur sont formelles, la kéra-

(1) *Clinical Memorial*, 1853.

tite parenchymateuse diffuse devient, pour lui, non pas une maladie, mais un symptôme de la syphilis héréditaire.

Après Hutchinson, presque tous les auteurs anglais se rangent à son avis : Stanley, Galligo, Watson, Haller, etc., publient des cas concluant dans le même sens.

Mooren seul, en 1866, proteste contre les affirmations hutchinsoniennes, en niant tout rapport entre les malformations dentaires et la kératite parenchymateuse.

Pendant ce temps, en France, on s'occupe activement de la question, mais ici un peu moins d'enthousiasme pour les théories anglaises ; c'est ainsi que Panas, en 1871, attribue cette affection à la cachexie, et l'appelle kératite cachectique. Desmarquay, Giraud-Teulon et Dolbeau soutiennent la théorie de Hutchinson.

D'autres travaux paraissent sur la question : la thèse de Desmazes, en 1874, et la thèse d'agrégation d'Augagneur qui se montrent toujours partisans du savant anglais. Parinaud, Abadie, en 1885, Gayet, Trousseau, en 1887, rencontrent la syphilis héréditaire chez des malades par eux examinés.

Malgré toutes ces assertions, de nombreuses objections ont été soulevées contre cette étiologie :

1° Les lésions dentaires n'ont aucun rapport avec la kératite parenchymateuse.

2° La kératite se développe à une époque trop tardive pour être d'origine syphilitique héréditaire.

3° La syphilis ne s'attaque pas à la cornée.

4° Ce ne sont pas les médicaments spécifiques qui arrivent le plus vite à bout de la kératite parenchymateuse.

5° Les déformations faciales et dentaires sont dues au rachitisme.

6° Les affections syphilitiques et strumeuses sont très difficiles à différencier.

A ces objections, on pourrait en ajouter une septième : à

savoir que la kératite parenchymateuse se rencontre chez les animaux qui, eux, sont réfractaires à la syphilis.

A propos de l'adulte, si nous nous rapportons aux nombreuses observations que nous avons eu entre les mains, nous voyons que les stigmates de syphilis héréditaire sont loin d'être aussi fréquents que chez l'enfant ; que, d'autre part, on ne rencontre pas toujours les symptômes de spécificité chez les parents, tels que des avortements, des enfants morts-nés, etc. ; pour toutes ces raisons, nous sommes autorisé à penser que la syphilis héréditaire est rarement en cause dans l'étiologie de la maladie.

Nous serions plutôt de l'avis de M. Panas, à propos de l'adulte bien entendu, car il est rare que ces malades ne présentent pas un état demi-cachectique, état sur lequel viendrait se greffer une cause qui ferait alors éclater la kératite.

La *syphilis acquise* est bien plus fréquente comme cause de la kératite parenchymateuse diffuse, qu'on ne l'a cru jusqu'à présent.

Certains auteurs prétendent que cette maladie ne s'attaque pas à la cornée ; cependant le nombre d'observations publiées jusqu'à aujourd'hui semble ne plus laisser de doute sur la question.

Desmazes (1), dans sa thèse, en a publié les premières observations. Lacombe (2) cite 6 cas, Alexander 13 cas, Haltenhoff 3, Rable 3, Marlow (*N. Y. Medical Journal*, juin 1891), en cite 2 cas.

Fuchs et Panas l'admettent, quoique rarement.

Valude (3) vient de citer l'observation très intéressante d'un jeune homme âgé de vingt-cinq ans qui présenta une kératite

(1) Desmazes, Thèse de Paris, 1874.

(2) Lacombe, Thèse de Paris, 1875.

(3) Valude, *Kératite syphilitique acquise* (*Ann. d'oc.*, 1897).

parenchymateuse quatre ans et demi après le chancre infec-
tant. Le traitement spécifique réussit très bien ; huit mois
après le malade était guéri.

Trantas (1) en cite un cas. Parinaud (2), dans son travail
intitulé : « La kératite interstitielle et la syphilis héréditaire »,
conclut que la kératite parenchymateuse après vingt ans
peut se rapporter généralement à la syphilis acquise ou au
rhumatisme. Trousseau (3), dans un mémoire publié dans les
Annales d'oculistique en 1895, se déclare absolument partisan
de l'atteinte possible de la cornée par l''injection syphilitique
acquise et cite les différences qui existent entre la kératite
parenchymateuse produite par la syphilis acquise et la kératite parenchymateuse produite par la syphilis héréditaire.

D'ailleurs, il ne nous semble pas logique de refuser à la
spécificité récente la mauvaise influence qu'elle peut avoir sur
le parenchyme cornéen ; ne voit-on pas cette même infection
s'attaquer bien souvent à l'iris et au corps ciliaire, pourquoi
ne s'attaquerait-elle pas aussi à la cornée qui, d'après les
travaux de Jacolewna Pulcheria et Galezowski sur les artères
ciliaires, serait en rapport intime avec les premiers ?

L'*impaludisme*, lui, a été signalé, il n'y a pas très longtemps, comme pouvant occasionner des kératites parenchymateuses typiques. En 1884, Poncet (de Cluny) a signalé le
premier la possibilité de cette étiologie En 1887, il a cité au
Congrès d'ophtalmologie, trois cas guéris par le sulfate de
quinine. Javal cite aussi plusieurs cas observés à Saint-Clé-
ment, près de Sens.

(1) Trantas, *Deux cas de kératite interstitielle n'ayant pas comme cause la sy
philis héréditaire (Syph. acquise et influenza) (Arch. d'oph., novembre 1895).*

(2) Parinaud, *La kératite interstitielle et la syphilis héréditaire (Rec. d'ophtalmologie, 1884, p. 183).*

(3) Trousseau, *La kératite interstitielle dans la syphilis acquise (Ann. d'oc.,
1895, p. 706.*

Sedan (1), dans un mémoire publié en 1887, dans le *Recueil d'ophtalmologie*, remarqua qu'en Algérie un grand nombre de kératites interstitielles reconnaissent comme cause la malaria. Il affirme même que cette forme est une des plus graves au point de vue du pronostic. Presque tous les malades de Sedan étaient dans un état de cachexie très prononcée ; on pourrait donc se demander si cette cachexie n'aurait pas suffi elle seule à provoquer la maladie. Aujourd'hui cependant tous les auteurs admettent la possibilité de cette étiologie. Kipp, en 1889, en a cité encore plusieurs cas. Achembach (2) en cite un cas qui lui a été fourni par le Dr Axenfeld. Voici cette observation résumée :

Docteur F..., médecin aux Indes Néerlandaises, trente ans environ, atteint depuis plusieurs mois de paludisme assez grave avec accès de fièvre fréquents. La syphilis peut être formellement écartée.

Au moment d'un accès de fièvre, une inflammation de l'œil droit est apparue ; cette inflammation s'aggrave à chaque nouvel accès.

Etat actuel. — OG normal.

OD : Injection périkératitque. Moitié inférieure de la cornée grisâtre, dépolie, mais nullement altérée. Vascularisation superficielle et profonde, abondante, se dirigeant vers le centre.

Le malade prend de fortes doses de salicylate de soude, de la quinine quand survient la fièvre. Localement atropine et acide borique. Au bout de quelque temps de ce traitement, amélioration notable.

La *tuberculose* a été niée comme pouvant altérer le parenchyme cornéen. Hutchinson, le premier, disait qu'il n'avait jamais trouvé un malade atteint de tuberculose, qui le fut en même temps de kératite parenchymateuse.

(1) Sedan, *Contribution à l'étude de la kératite interstitielle* (*Rec. d'oph.*. p. 578, 1887.

(2) Achembach, *Contribution à l'étude des causes les plus rares de la kératite parenchymateuse typique* (*Berliner Klinische Wochenschrift*, janvier 1897).

Il était peut-être allé trop loin, car les travaux publiés dans ces dernières années ne laissent plus de doute à cet égard.

Fuchs et Mayer, chacun de leur côté, examinant des cornées, ont trouvé des nodules tuberculeux, mais pas de bacilles.

L'auteur qui s'est le plus occupé de cette question, Von Hippel (d'Heidelberg), s'est efforcé cliniquement et avec le microscope à éclaircir ce point étiologique de la kératite parenchymateuse. Au congrès d'Heidelberg, en 1893, dans une discussion très intéressante, le même auteur disait que la kératite parenchymateuse pouvait dépendre d'une affection du tractus uvéal par l'intermédiaire du canal de Schlem (paludisme, tuberculose, rhumatisme) MM. Vossius, Michel et Manz (de Fribourg) citent aussi des cas de kératite parenchymateuse tuberculeuse.

Pour Hippel, l'altération cornéenne consisterait dans une vascularisation, une infiltration cellulaire et aussi une dégénération de la substance fondamentale. Ces diverses altérations amènent un épaississement de la cornée. Les autres parties montreraient des phénomènes inflammatoires dont la physionomie anatomique se rapproche beaucoup du tubercule, quoiqu'il n'ait pas été constaté de bacilles ; cependant on pourrait penser, d'après lui, qu'il s'agit d'une infection tuberculeuse à l'état naissant, dans beaucoup de cas de kératite parenchymateuse.

Dans un travail plus récent (1), le même auteur, après avoir examiné histologiquement une cornée où il trouva des lésions tuberculeuses et des bacilles, reprit la question de l'Etiologie de la kératite parenchymateuse et, après avoir examiné qua-

(1) E. V. Hippel, *Sur la kératite parenchymateuse : recherches cliniques* (*Albrecht von Graefe's für Ophtalmologie*, vol. XLII, fasc. 2).

tre-vingt cas, arrive à des conclusions par lesquelles il affirme que la maladie en question peut être produite, non seulement par la syphilis héréditaire, mais aussi par la tuberculose et par beaucoup d'autres causes.

Hippel pense, en outre, qu'il s'agirait là d'une forme de tuberculose atténuée pouvant guérir sans destruction des tissus.

Zimmermann (1) a publié une observation de kératite interstitielle tuberculeuse chez une femme de vingt-quatre ans. Les lésions gagnèrent l'iris, la sclérotite, la conjonctive et l'énucléation fut pratiquée. A l'examen microscopique, on constata des lésions tuberculeuses et quelques bacilles de Koch furent decelés dans les cellules géantes et dans les tissus infiltrés.

Dumont (2) (de Toulouse) cite aussi un cas qui semble assez net.

Ci-après nous en donnons le résumé :

Jean S..., vingt-cinq ans.

Pas d'antécédents héréditaires notables. A présenté en janvier 1895 une lésion tuberculeuse du coude.

Le 12 novembre 1893, le malade commence à souffrir de l'œil droit. Cet œil présente une série d'opacités disséminées un peu sur toute la surface, mais peu marquée au centre. Injection périkératique peu marquée, photophobie et larmoiement peu intenses.

Œil gauche encore intact.

7 décembre. — Atropine. Paracentèse de la cornée. Douches.

20. — Œil gauche commence à se prendre. De cette époque au 7 janvier, la maladie n'a fait que progresser. Quelques injections sous-conjonctivales sont faites; l'huile de foie de morue est ordonnée.

7. — L'amélioration commence par OD. OG reste stationnaire.

(1) Zimmermann, *Sur un cas de kératite interstitielle tuberculeuse* (*Albrecht von Graefe's für Ophtalmologie,* extrait des *Ann. d'oc.,* 1895).

(2) Dumont, Thèse de Toulouse, 1897.

15. — L'œil gauche commence à s'éclaircir par la partie supérieure.

Le malade quitte l'hôpital le 16 janvier. L'œil droit présente encore quelques opacités, à gauche la cornée est encore nébuleuse.

Depuis, nous avons eu des nouvelles du malade. L'amélioration continue.

On voit donc que la tuberculose joue un rôle beaucoup plus important qu'on ne l'aurait cru, dans l'étiologie de la kératite parenchymateuse diffuse. C'est, d'ailleurs, l'opinion de M. de Wecker.

D'autre part, avec les idées actuelles sur la scrofule, pourquoi ne pas penser que notre kératite ne soit une forme de tuberculose atténuée, puisque beaucoup de cas de cette affection sont attribués à la scrofule?

Avec l'*influenza*, nous terminerons la série des maladies infectieuses générales qui ont été invoquées dans l'étiologie de la kératite parenchymateuse diffuse. Certains auteurs se refusent à attribuer une influence quelconque à cette infection sur la cornée. Hippel est de ce nombre, car, dit-il, « vu l'énorme fréquence des affections grippales dans les six dernières années, la coïncidence de la kératite parenchymateuse aurait dû être observée plus souvent » Cet argument n'a pas, il nous semble, grande valeur, car on pourrait dire la même chose de la syphilis et de la tuberculose qui sont si fréquentes et qui ne produisent pas chez tous les malades ladite affection.

Un des premiers cas que l'on trouve dans la science est celui cité par M. Trantas, de Constantinople. Chez ce malade, l'infiltration, même à son apogée, a respecté la partie supérieure de la cornée. L'influenza, chez cet homme, lui avait fait garder le lit deux mois, et la convalescence fut très pénible, c'est pendant cette dernière que la kératite débuta. Elle n'atteignit qu'un œil. Ce cas est un peu douteux, il s'agit

d'une opacité nuageuse, non vascularisée, de la moitié inférieure de la cornée d'un œil, laquelle disparut au bout de peu
de temps, ce n'était donc pas le tableau typique de la kératite
parenchymateuse.

M. Pflueger (1) (de Berne) dit, au Congrès d'Heidelberg,
avoir observé plus de trente cas de kératite parenchymateuse
après l'influenza.

A la clinique ophtalmologique de Marburg, Achembach a
observé deux cas absolument typiques, chez une jeune fille de
vingt ans et chez une femme de cinquante-quatre.

Ce qui surprend, dit l'auteur, c'est l'âge adulte des malades,
la kératite parenchymateuse étant généralement une affection
de la jeunesse.

L'unilatéralité est à noter.

La *scrofule* est invoquée aujourd'hui fort rarement comme
cause de la kératite parenchymateuse, nous en parlons pour
être complet.

Hutchinson déjà n'admettait point la diathèse scrofuleuse
dans l'Étiologie de cette affection. Elle est aussi mise de côté
par M. le professeur Panas. Daguenet l'admet comme cause
d'une kératite qui n'est pas en réalité la maladie dont nous
nous occupons. Le Dauphin, qui considère la scrofule comme
un arrêt de développement en bas âge, croit à son action pré-
disposante. Lacombe aussi est partisan de ce facteur étiologique.

Mais, en réalité, depuis les travaux de Ricord, Maison-
neuve, Diday, Augagneur, l'influence de la scrofule est re
fusée par presque tous les auteurs.

L'aspect que présentent les enfants hérédo syphilitiques est,
en effet, tout à fait différent de celui des enfants scrofuleux.

Quelquefois, on rencontre chez les hérédo-spécifiques des

(1) Pflueger, *Ophtalmologie*, Congrès d'Heidelberg, 1896.

signes de vraie scrofule, mais on ne peut pas pour cela attribuer à cette hérédité les manifestations scrofuleuses.

Le *rhumatisme* aurait, d'après certains auteurs, une influence manifeste dans cette étiologie, elle est formellement
niée par d'autres.

Mackenzie, Sichel, Leber, Parinaud, Couzon admettent
cette influence. Ce dernier cite plusieurs observations dans
sa thèse, Parinaud considère toutes les kératites parenchymateuses diffuses survenues au delà de vingt ans comme
tributaires du rhumatisme ou de la syphilis acquise.

Panas dit avoir guéri par le salicylate de soude des kératites chez des enfants issus de parents goutteux. Boquin, dans
sa thèse, cite trois cas Achembach cite un cas qui semble
assez probant, et dont nous avons fait le résumé :

A... (Henri), quarante et un ans, serrurier à Homberg. Entré le
27 février 1890.

Souffre depuis trois ans de douleurs rhumatismales dans les articu-
lations, son affection oculaire actuelle existe depuis neuf semaines.
OG : Iritis violente ; trouble parenchymateux intense de la cornée,
surtout dans les couches profondes, cornée parcourue par des vaisseaux nombreux, circulant dans ces couches, surtout dans la moitié
temporale et en bas.

Après six semaines de traitement, la couche la plus superficielle de
la cornée est presque complètement claire. Quelques vaisseaux encore
dans la profondeur. Pupille étroite, iris adhérent en tous points à la
capsule du cristallin.

Iridectomie.

Cinq mois après, même affection du côté droit, suivant absolument
le même cycle. Iridectomie aussi de ce côté.

Après plusieurs mois de traitement, rétrocession lente de l'opacification cornéenne des deux côtés ; à droite encore vascularisation étendue.

Quoi qu'il en soit, la question de l'étiologie rhumatismale
reste encore en suspens, et il faudrait encore plusieurs observations tout à fait typiques.

Ce que nous venons de dire pour la diathèse rhumatismale peut s'appliquer aussi à la *goutte.*

Quant au *rachitisme,* son influence est à peu près niée par tout le monde, surtout depuis les travaux de Parrot, pour qui cette affection ne serait qu'une manifestation de la syphilis héréditaire.

Il y aurait là, cependant, un sujet de recherches intéressantes à faire.

Un mot sur le *diabète.* Il n'y a point d'observation humaine publiée jusqu'à ce jour. Gley et Terson en ont cité un cas chez un chien qu'on avait rendu diabétique par l'ablation du pancréas, et encore il ne s'agissait pas d'une kératite parenchymateuse diffuse analogue à celle qu'on observe chez l'homme

Les *troubles des organes génitaux* de la femme, dans cette étiologie, furent signalés pour la première fois par Lacombe. Depuis, un petit nombre d'observations en ont été publiées. une par Gandar, en 1893, et une autre par Dunn (1), en 1895. Dumont, dans sa thèse, dit en avoir observé une dans le service de M. le professeur Panas.

A part cela, on a signalé plusieurs fois des troubles de la menstruation chez les femmes atteintes de kératite parenchymateuse diffuse ; trois des malades que nous citons en sont des exemples, mais ceci peut être attribué simplement au mauvais état général dans lequel se trouvent ces femmes.

Certaines *dermatoses chroniques* ont été invoquées, l'année dernière, au Congrès d'Heidelberg, comme facteur étiologique de la maladie qui nous occupe. Pflueger (de Berne) (2), en effet, dit avoir observé deux cas qu'il attribue à du psoriasis, l'un était compliqué de lichen ruber.

L'influence attribuée à la *dentition* dans le développement

---

(1) Dunn, *Archiv. d'ophtalmologie,* juillet 1895.
(2) Pflueger (de Berne), Ophtalmologie, Congrès d'Heidelberg, 1896.

de cette kératite semble être plutôt une simple coïncidence qu'une cause réelle. Galezowski en a cité plusieurs cas qu'il attribue à l'évolution dentaire et à la seconde dentition. Cet auteur explique ce phénomène par l'irritation des nerfs dentaires. Desmazes rapporte, dans sa thèse, une observation de kératite qui lui paraissait devoir être attribuée à cette cause.

Sous (de Bordeaux) a cité le cas d'un homme qui présenta une kératite parenchymateuse monoculaire à la suite du plombage d'une dent du même côté ; le plombage fut enlevé et la kératite disparut, mais elle revint de nouveau lorsqu'on boucha la dent une seconde fois. Ce cas peut être cité comme curiosité, mais il n'y a là certainement qu'une simple coïncidence.

Le *traumatisme* n'avait jamais été invoqué dans l'étiologie de la kératite parenchymateuse diffuse. Dumont vient d'en citer un cas, mais ce cas ne nous semble pas assez probant. nous avons vu souvent des kératites interstitielles circonscrites, avec un trouble légèrement diffus de la cornée, d'origine traumatique ; mais ce ne sont pas là des kératites parenchymateuses diffuses typiques. Chez les animaux, on provoque facilement ces kératites par le traumatisme, mais il faut, pour cela, agir d'une façon spéciale. Nous en parlerons d'ailleurs à propos de la Pathogénie.

Dire maintenant d'une façon exacte comment agissent ces différentes causes, pour produire la kératite parenchymateuse diffuse, est chose impossible dans l'état actuel de la science. Les travaux qui ont été faits jusqu'à ce jour pour expliquer la pathogénie de cette maladie ne suffisent pas pour en donner une idée satisfaisante.

Les premières expériences furent faites en 1877, par Raehlmann. Il fait autour de la cornée une série de piqûres, à la suite desquelles se développe une inflammation de la cornée pendant la marche de la kératite parenchymateuse, et aboutissant toujours à une guérison parfaite tant qu'il n'y a pas eu destruction du tissu.

Vient ensuite Du Bourguet (1), en 1882. Cet auteur fait trois ordres d'expériences :

Première expérience. — L'auteur réussit à provoquer des opacités cornéennes chez un lapin, en faisant une section centrale dans le méridien de la cornée OG, et une section périphérique dans OD.

Deuxième expérience. — Section circulaire de la sclérotique OD à 3 millimètres en arrière du bord cornéen. Le couteau passe en arrière de l'iris. La section étant sous-conjonctivale, la portion de conjonctive qui recouvre la sclérotique n'a subi d'autres lésions que les perforations nécessaires pour le passage du couteau linéaire.

Cinq heures et demie après, la cornée, dans sa totalité, prend un aspect trouble. Cette opacité diffuse paraît un peu plus dense au centre.

Troisième expérience. — 3 septembre. — Section sclérocornéenne en haut sous un pont de conjonctive et à 3 millimètres en arrière du rebord cornéen.

14. — En bas et en arrière, deux sections semblables à la précédente, de telle façon que la cornée n'adhère plus que par la conjonctive et trois ponts étroits de tissu lamellaire.

15 — Opacité bleuâtre semi-lunaire, à convexité postérieure. Insensibilité très manifeste.

18. — La partie bleuâtre de l'avant-veille a pris un aspect blanchâtre, tandis que la zone encore transparente et où l'on ne voit que quelques points troubles, est devenue bleuâtre. Vascularisation au niveau de la partie blanchâtre.

L'expérience, dit cet auteur, n'a pas tardé à nous montrer

(1) Du Bourguet, Th. de Montpellier, 1882.

le rôle que la zone ciliaire fera dans la nutrition et l'innervation de la cornée.

Le docteur Nicati émet, pour expliquer dans la syphilis
l'arrêt local de nutrition, l'hypothèse qu'il se forme, sous l'influence de cette infection dans la zone ciliaire, des exsudats
semblables à ceux de l'iritis ou des choroïdites syphilitiques,
et que la présence des exsudats entrave le mouvement de nutrition qui doit se faire par cette zone ; la fréquence des synéchies endo-capsulaires dans les formes aigues de la kératite
parenchymateuse diffuse, indique assez la participation de
l'iris et des procès ciliaires à l'affection même de la cornée.

Du Bourguet arrive aux conclusions suivantes : Il existe
une opacité parenchymateuse de la cornée par arrêt de nutrition générale, comme on l'a observé quelques heures après
la mort et dans les cas cliniques de kératite parenchymateuse
diffuse binoculaire que présentent les sujets débilités, ou qu'il
soit au contraire absolument local, comme nous l'avons provoqué sur la cornée du lapin, en privant cette membrane de
la plus grande partie de ses moyens de nutrition, et comme
on l'a observé dans les cas de kératite interstitielle monoculaire, qui atteint des sujets vigoureux et bien nourris, mais
qui sont sous l'influence d'une diathèse acquise telle que la
syphilis.

Qnant à l'explication physique de l'opacité cornéenne, voici
ce qu'il en pense : Nous sommes disposé à admettre un phénomène semblable à celui que décrit Ranvier dans ses leçons
sur la cornée ; cet histologiste remarque, en effet, qu'à l'état
normal ot sain, les cellules fixes de cette membrane sont
invisibles et qu'elles deviennent visibles au microscope après
la mort, ce qui donne à la cornée un aspect trouble ; ce trouble tient à ce que les cellules fixes de la cornée sont devenues
distinctes, on peut se l'expliquer par l'excès de réfringence
des cellules cornéennes mourantes.

En 1893, Hippel, à propos de ses recherches cliniques sur l'étiologie de la kératite parenchymateuse diffuse, émet l'opinion que cette infiltration peut dépendre d'une affection du tractus uvéal, par l'intermédiaire du canal de Schlem qui serait altéré consécutivement aux lésions uvéales (paludisme, tuberculose, rhumatisme).

Dans la même année, E. Gley (1) eut l'occasion d'examiner des kératites parenchymateuses chez deux chiens auxquels il avait extirpé la glande thyroïde.

L'année suivante, c'est-à-dire en 1894, Gley et Rochon-Duvigneaud (2) publient un troisième cas qui s'était produit dans les mêmes conditions que les premiers. Dans ce dernier cas, l'opacité des deux cornées est absolue. La sensibilité est conservée quoique diminuée. L'examen bactériologique donne des cultures presque pures de staphylococcus albus (sérosité recueillie dans les culs-de-sac conjonctivaux).

Ces animaux ont présenté une infiltration cornéenne siégeant sur les parties superficielles de la cornée et sans vascularisation comme c'est la règle chez l'homme. Il n'y a donc pas lieu d'en faire un rapprochement.

Il en est de même pour un cas publié par Gley et Terson (3), en 1894. Il s'agissait ici d'un chien devenu diabétique à la suite de l'extirpation du pancréas et chez lequel on observa une kératite interstitielle un peu particulière.

Cet animal présenta bien de l'infiltration cornéenne, mais cette infiltration siégeait dans les couches antérieures de la cornée et ne s'est jamais accompagné de néoformations vasculaires. Il s'agissait d'une kératite parenchymateuse surve-

---

(1) E. Gley, *Recherches sur le rôle des glandes thyroïdiennes chez le chien* (*Arch. de Physiologie*, 1893, p. 766).

(2) Gley et Rochon-Duvigneaud, *Arch de Physiologie*, 1894, p. 101.

(3) Gley et Terson, *Mémoires de la Soc. de Biologie*, 1894, p. 586.

nant chez des animaux cachectisés, intermédiaire comme variété aux formes de kératite interstitielle hérédo-syphilitique et la kérato-malacie.

Pflueger (de Berne) a observé, en 1896, une épidémie de « mal du sec » qui atteignit, dans le canton du Valais, presque toutes les chèvres d'un troupeau. La plus grande partie de ces animaux présenta une kératite parenchymateuse qui ressemblait beaucoup comme forme et développement à la kératite parenchymateuse humaine.

Baerri (1) (de Bâle) a fait, en 1895, un travail fort intéressant sur la kératite parenchymateuse expérimentale. Cet auteur a fait quatre ordres d'expériences, il agit seulement sur l'endothélium de la membrane de Descemet en provoquant la destruction de cet épithélium. Tout d'abord, en suivant la méthode de Leber, il détruit la couche des cellules plates qui recouvre ladite membrane, il injecte ensuite dans la chambre antérieure des substances irritantes, du sublimé, de l'eau chlorée et de la poudre de verre. Il obtient ainsi des kératites parenchymateuses dont il étudie les lésions avec force détails en essayant en même temps de faire un peu de lumière sur le mécanisme de l'infiltration cornéenne.

Au sujet de ce mécanisme, Baerri s'exprime en ces termes dans ses conclusions : « D'après ces considérations, on peut se demander si quelque lumière peut être jetée dans l'histoire assez obscure de l'étiologie de la kératite parenchymateuse. Nous supposons dans la plupart des cas comme cause fondamentale la syphilis congénitale, et tout récemment même la tuberculose. Mais d'où le processus prend-t-il son point de départ, et pourquoi avec un traitement approprié l'opacité rétrocède et même souvent disparaît tout à fait, là-dessus on n'a encore rien dit (ou bien peu) de certain.

(1) Baerri, *La kératite parenchymateuse expérimentale* (Thèse de Bâle. 1895).

» J'essaie d'établir par des recherches de donner des ren-
seignements, ou tout au moins de donner une supposition
qui corresponde complètement à la structure anatomo-pathologique et à l'évolution clinique de la kératite parenchymateuse. Je crois entre autres choses que cette maladie chez
l'homme commence, elle aussi, avec la maladie de l'endothélium qui représente la principale cause des altérations consécutives dans l'épithélium et le parenchyme de la cornée. Par
les troubles généraux de la nutrition qui accompagnent la
syphilis et la tuberculose, l'endothélium s'altèrera, de manière
à perdre sa propriété de membrane imperméable. Par suite,
sans que nous devions admettre des pertes de substances
petites ou grandes dans la couche endothéliale, le liquide de
la chambre antérieure provoquera dans le parenchyme et
l'épithélium ces altérations passagères qui sont conformes
dans les deux kératites parenchymateuses : la kératite expérimentale et la kératite clinique. Par un traitement approprié
qui a pour principal objet une meilleure nutrition de l'œil,
l'endothélium se refait dans un temps plus ou moins court, de
sorte que dans la suite il limite bien l'humeur aqueuse de la
cornée. Les altérations de l'épithélium et du parenchyme,
aussitôt et dès ce moment, tendront à se réparer avec une nutrition améliorée par une néoformation des vaisseaux. »

L'auteur ne semble pas tenir compte de ce fait que la cornée reçoit sa nutrition non seulement à travers l'endothélium
de la membrane de Descemet, mais aussi au niveau de son
insertion sclérale par l'intermédiaire du canal de Schlem, des
espaces de Fontana et par les vaisseaux qui viennent de
l'iris et du corps ciliaire, et dont le rapport intime avec la
cornée a été établi par les travaux de Pulcheria Jacolewna et
de Galezowski. Donc ce travail est incomplet et ne suffit pas
à expliquer la pathogénie de cette maladie.

Lorsque nous fûmes chargé, en novembre 1896, par M. le

professeur Truc, de certaines recherches sur cette pathogénie, notre intention était d'agir sur tous les points par où la cornée reçoit sa nutrition et d'étudier le mécanisme d'après lequel le parenchyme cornéen est envahi par l'infiltration.

Dans ce but, nous avons agi d'abord sur l'endothélium de la membrane de Descemet, en le détruisant à l'aide d'un couteau de Græfe, et en passant à travers la sclérotique et l'iris pour ne pas intéresser les autres parties de la cornée.

Nous avons ensuite injecté dans ce même endothélium des substances irritantes, du sublimé à 1/1000 et du formol à 1/100, et, dans la chambre antérieure, des microbes : streptocoques, staphylocoques, coli-bacille, bacille pyocyanique et des toxines. Enfin, à l'aide de cautérisations profondes, nous avons privé la cornée d'une partie de la nutrition qu'elle reçoit au niveau de son insertion sclérale.

Nous avons chaque fois obtenu des kératites parenchymateuse diffuses dans presque tous les cas, surtout lorsque nous avons agi sur l'endothélium de la membrane, avec des substances irritantes ou avec des microbes.

Les lésions ainsi obtenues n'ont pas été assez étudiées dans tous leurs détails, pour que nous soyons autorisés à en parler, ou à en tirer une conclusion quelconque. Ce que nous pouvons affirmer, c'est que, à l'égal de Baerri, nous avons constaté des lésions très profondes du côté de l'épithélium antérieur, avant l'infiltration parenchymateuse de la cornée. Nous avons aussi constaté souvent la présence de leucocytes et de microbes (expériences avec les microbes) dans l'épaisseur des lames cornéennes qui, elles, étaient gonflées et séparées par un œdème très abondant.

M. le professeur agrégé Bosc a obtenu des infiltrations cornéennes très nettes en injectant dans la chambre antérieure du vaccin et du virus claveleux.

La question de la pathogénie de la kératite parenchymateuse

diffuse reste donc obscure. Il y a là un champ de recherches fort intéressantes à faire, en agissant, soit sur l'état général des animaux, soit localement.

CONCLUSIONS

I. — La kératite parenchymateuse diffuse chez l'adulte, contrairement à celles de l'enfant, paraît reconnaître rarement comme cause initiale la syphilis héréditaire. Ces malades présentent presque toujours un état général défectueux, une sorte de faiblesse originelle, qui ne va pas jusqu'à la cachexie, et qui prédispose au développement de la maladie oculaire.

II. — Celle-ci peut être produite par des causes occasionnelles fort diverses : syphilis acquise, tuberculose, impaludisme, influenza, excès de coït, surmenage, lactation, etc.

III. — Au point de vue pathogénique, il semble, chez l'adulte comme chez l'enfant, que l'infiltration cornéenne soit consécutive à l'inflammation plus ou moins sourde du tractus uvéal antérieur, provoqué par un trouble de nutrition général ou local, ce trouble étant lui-même produit par des éléments morbides, toxines ou microbes, s'éliminant par les lymphatiques de l'œil, particulièrement vers l'angle d'excrétion iridocornéen.

IV. — En ce qui concerne la marche, l'évolution, le diagnostic et le pronostic, il n'y a pas grande différence entre la kératite parenchymateuse de l'enfant et celle de l'adulte, sauf que la maladie est plus souvent monoculaire chez ce dernier que chez le premier.

V. — Le traitement médical général paraît utile, dans la grande majorité des cas ; au point de vue local, il y a lieu de traiter les symptômes et complications oculaires suivant les indications qui se présentent.

INDEX BIBLIOGRAPHIQUE

1840. Velpeau. — Maladies des yeux

1853. Hutchinson. — Clinical memorial on certain diseases of the eye and car cons. of inherited syphilis.

1857. Hutchinson. — Ophtalmic Hospital Reports, 1857 à 1859, tome I, 226. — T. H. 54 et 258.

1858. Castorani. — Sulle cause delle affezione della cornea ditte keratiti (Sperimente Firenze, II, 491-518).

1871. Kreuel (P.-M.). — Ueber keratitis parenchymatosa diffusa (Bonn).

1873. Leber. — Studien über den Flussigkeitswechsel im Auge (Arch. für Ophtalmol., t. XIX, p. 87).

— Jacolewna Pulcheria. — Ueber keratitis diffusa.

— Græfe und Sœmisch. — T. IV, p. 264.

1875. Desmazes. — Essai sur le kératite interstitielle et ses principales causes (Th. de Paris).

— Le Dauphin. — De la kératite interstitielle (Paris, 1875, t. XIV, n° 324).

1876. Osio. — Queratitis parenquimatosa (Rev. de ciencias medicas. Barcelona, II, 197-201).

— Galezowski. — Kératite interstitielle irrégulière (Recueil d'ophtalmologie, 1876).

— Words Worth. — A peculiar form of interstitiel in secondary syphilis (Ann. J. M. Sc. Philadelphie, 9, 51, 53).

1877. Raehlmann. — Ueber parenkymatosa keratitis (Arch. für experimental pathol. und pharmacology, VII, p. 464).

— Buffé. — Contribution à l'étude de la kératite parenchymateuse diffuse (Th. de Paris).

— Badal. — Kératite interstitielle diffuse intéressante au point de vue étiologique (Compte rendu Soc. de Biologie, Paris, 1879).

1879. Lacombe (G.-Th.). — De la kératite interstitielle dans la syphilis acquise (Thèse de Paris).

— Laffite — De la kératite parenchymateuse (Thèse de Paris, t. XIX, n° 243).

— Leber. — Ueber die intercellularen Lüken der vorderen Horhaut Epithels ein normalen und pathologischen zustande (Arch. f. Opht. von Graefe, p. 252).

— Hutchinson. — Interstitial keratitis with deafners (Lancet, London, I, 620).

— Roosa. — Keratitis its relation to the general condition of the patient (New-York med. Review, 211 à 243).

1880. Dabadie (H.). — De la kératite parenchymateuse et en particulier de la kératite parenchymateuse maligne (Th. de Paris).

— Abadie. — De la kératite parenchymateuse maligne (Union médicale, t. XXX, p. 1044).

1881. Benac. — Contribution a l'étude des kératites cachectiques (Thèse de Paris).

— Eloui — Recherches histologiques sur le tissu de la cornée des animaux vertébrés (Thèse de Lyon).

— Davidson. — De la surdité dans ses rapports avec la kératite panniforme (Ann. d'oculistique, t. VII, 65, p. 126).

1882. Aguilar. — Contribution à l'étude de la kératite interstitielle (Rec. d'ophtalmologie, p. 457).

— Du Bourguet. — De l'opacité cornéenne par défaut de nutrition (Thèse de Montpellier).

1883. Couzon. — Contribution à l'étude de la kératite interstitielle dans la syphilis héréditaire et dans la syphilis acquise (Thèse de Paris, n° 376).

— Leleu. — La kératite interstitielle (Th. de Paris, n° 376).

— Parinaud. — Kératite interstitielle et syphilis héréditaire, (Archives générales de médecine, p. 33).

1884. Parinaud. — La kératite interstitielle et la syphilis héréditaire (Rec. d'ophtalmologie, p. 183).

1885. Fournier. — De la syphilis héréditaire tardive. Leçons cliniques. Kératite interstitielle (Rec. d'ophtalmologie, p. 705).

1886-87. Lavergne (J.) — De la kératite interstitielle (t. X, n° 261).

1886. Rich-Ancke. — Huntdent falle von Keratitis parenchymatosa diffusa (Extrait du Rec. d'oph., p. 159).

1886. Lopez-Ocana. — Archives d'ophtalmologie, t. VI, p. 479.

— Trousseau (A.) — Contribution à l'étude de la syphilis héréditaire tardive de l'œil (Bull. de la clinique nationale des Quinze-Vingts, p. 126.

— Treacher-Collius. — Four cases of interstitial keratite with ulceration of the cornea, Opht. hosp. rep.

1887. Sedan. — Contribution à l'étude de la kératite interstitielle (Recueil d'ophtalmologie, p. 528).

— Panas.— Considération sur la nature et le traitement de la kératite parenchymateuse diffuse (Arch. d'ophtalmologie, n° 7).

— Trousseau. — Sur l'étiologie de la kératite interstitielle (Bull. soc. française d'oph.).

— Haltenhoff. — Sur l'étiologie de la kératite interstitielle (Bull. soc. française d'opht).

1888. Haltenhoff. — Ein fall von Keratitis diffusa beim hunde als beitrag fur etiologie Zeicht fur vergleichende augenh.

1889. Trousseau. — Sur un cas de kératite interstitielle due à la syphilis acquise (Rec. d'opht., p. 629).

— Lang. — Examination of the patellar tendon reflect in 62 cases of keratitis parenchymatosa. — P. 312. Opht. Hosp. Rep.

1890. Pfister.— Hundert unt dreizig Fälle von Keratitis interstitialis diffusa inclusive fünf Fälle von Keratitis interstitialis centralis, annularis, nach Vossius (Archiv. d'opht , t. X), p. 279.

— Nuel et Cornil. — De l'endothelium de la chambre antérieure de l'œil, particulièrement de celui de la cornée (Ann. d'oph., p. 309).

1892. Lagrange. — Deux observations de kératite traitées par les injections sous-conjonctivales de sublimé (Rec. d'opht., p. 522).

— El-Loukaetis. — De la kératite parenchymateuse et en particulier de sa pathogénie et de son traitement (Paris, Th. méd., n° 301).

1893-1894. Aldont (J.-Ch.) — Contribution à l'étiologie de la kératite interstitielle (Bordeaux, Thèse méd., n° 92).

1893. Gandar (Emile-Paul). — Revue critique de la kératite parenchymateuse. Quelle part revient à la syphilis et aux autres causes de cachexie dans l'étiologie de cette maladie (Lyon, 1893, in-4°, n° 844)

1893. GLEY (E.). — Recherches sur le rôle des glandules thyroïdes chez le chien. (p. 766, v. 1893, Archiv. de Physiologie).

— HIPPEL. — Kératite interstitielle. Société d'opht. d'Heidelberg (Semaine médicale, p. 407).

1894. GLEY et TERSON. — Altérations oculaires survenues chez un chien diabétique, à la suite de l'extirpation du pancréas (Mémoires de la Soc. de biologie, p. 586).

— GLEY et ROCHON-DUVIGNAUD. — Contribution à l'étude des troubles trophiques chez les chiens thyroïdectomisés. Altérations oculaires chez ces animaux (Archiv. de physiologie, p. 101).

— HIPPEL (E.-V.). — Sur la kératite parenchymateuse ; recherches cliniques. Albrecht von Graefe's für Ophtalmologie, vol. XLII. fasc. 2.

1895. ZIMMERMANN. — Sur un cas de kératite interstitielle tuberculeuse. Albrecht von Graefe's. Archiv. für ophtalmologie (Extrait des Annales d'oc.).

— DUNN (John). — Du mauvais effet de la menstruation sur la kératite interstitielle (Archives d'ophtalmologie).

— TROUSSEAU (A.). — La kératite interstitielle dans la syphilis acquise (Annales d'ocul., p. 206).

— TRANTAS. — Deux cas de kératite interstitielle n'ayant pas comme cause la syphilis héréditaire (syphilis acquise et influenza) (Archiv. d'opht., novembre).

— BAERRI (Emile). — Kératite parenchymateuse expérimentale (Thèse de Bâle).

1896. PFLUEGER (de Berne). — Kératite parenchymateuse (Soc. d'ophtalmologie d'Heidelberg, août).

— TRUC et VALUDE. — Nouveaux éléments d'ophtalmologie.

1897. ACHEMBACH. — Contribution à l'étude des causes peu fréquentes de la kératite parenchymateuse typique (Berliner Klinische Wochenschrift, p. 7).

— VALUDE. — Kératite syphilitique acquise (Annales d'oculistique. p. 40).

— RANVIER. — De la fonction physiologique des leucocytes, à propos des plaies de la cornée (Semaine médicale).

— STERN. — Kératite parenchymateuse. Klinische Monasblæter fur augenheilkunde (Extrait des Annales d'ocul., p. 152).

1897. Dumont. — Contribution a l'étude de la kératite parenchymateuse diffuse chez l'adulte (Th. de Toulouse, 1897).

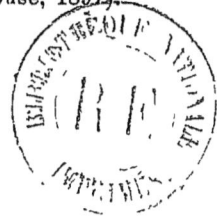

www.ingramcontent.com/pod-product-compliance
Lightning Source LLC
Chambersburg PA
CBHW032247210326
41521CB00031B/1683